U0214595

峨嵋「畅气通络」精要

郭程湘 主编

吕锋题签

SPM 南方出版传媒

广东科技出版社 | 全国优秀出版社

·广州·

图书在版编目（CIP）数据

峨嵋"畅气通络"精要 / 郭程湘主编. -- 广州：广东
科技出版社，2021.1
　ISBN 978-7-5359-7573-7

　Ⅰ.①峨… Ⅱ.①郭… Ⅲ.①通络—基本知识 Ⅳ.
①R242

中国版本图书馆CIP数据核字（2020）第205889号

峨嵋"畅气通络"精要
Emei Changqi Tongluo Jingyao

出 版 人：朱文清
责任编辑：吕　健
责任校对：陈　静
装帧设计：友间文化
责任印制：彭海波
出版发行：广东科技出版社
　　　　　（广州市环市东路水荫路11号　邮政编码：510075）
销售热线：020-37592148/37607413
http://www.gdstp.com.cn
E-mail：gdkjcbszhb@nfcb.com.cn
经　　销：广东新华发行集团股份有限公司
印　　刷：广州市彩源印刷有限公司
　　　　　（广州市黄埔区百合三路8号　邮政编码：510700）
规　　格：889mm×1 194mm　1/32　印张7.75　字数300千
版　　次：2021年1月第1版
　　　　　2021年1月第1次印刷
定　　价：68.00元

《峨嵋"畅气通络"精要》编委会

主　编：郭程湘

副主编：邓特伟　杨仁轩

编　委：（按姓氏拼音排序，排名不分先后）

曹学伟　陈茂水　陈　平　陈璇如　池晓玲

邓　宏　刁鸿辉　范京强　何羿婷　奎　瑜

雷丽芳　黎小斌　凌耀权　卢颂华　吕　燃

王　泽　吴绍汉　吴树旭　肖春生　杨伟毅

杨志敬　曾祥毅　张迪晖　张　瞳　郑德采

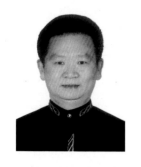

"佛手"郭程湘

全国名老中医药专家，广东省中医院主任导师，创立广东省郭氏医学保健研究所并亲任首任所长，峨嵋"畅气通络"创始人，广东省保健协会经络保健分会主任委员。

祖籍四川乐山，自幼习武，喜爱中医，师承峨嵋派武术名师胡文龙及国际著名道教养生学家朱鹤亭，深得真传。五十余年坚持坚毅、持之以恒地修炼，融合"武、医、禅"精髓，研创峨嵋"畅气通络"特色疗法。该疗法被列为国家中医特色诊疗技术，为无数患者祛除各种疑难杂症。

2009年至今受聘为广东省中医院主任导师，2016年被评为全国名老中医药专家，并在广东省中医院、肇庆市中医院、成都都江堰市中医院、广州互联网医院等正式挂牌工作室，传承培养仁心仁术的好医生，共一百多位在职医生拜师成为峨嵋"畅气通络"特色疗法传承者。弟子大部分为中医博士、硕士，分布在骨科、康复科、传统疗法科、妇科、肿瘤科、风湿科等，遍布全国各地。

邓特伟

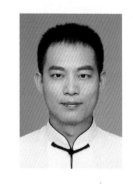

广东省中医院副主任医师，郭程湘全国名老中医药专家传承工作室秘书长，峨嵋"畅气通络"疗法高段等级。

峨嵋武医流派师训

峨嵋武医，根植中华。

岐黄薪火，基业永发。

勤学苦究，形神双修。

禅宗佛理，武功心法。

博采众长，中西融达。

仁爱敬业，广济天下。

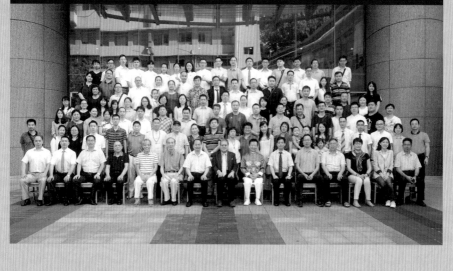

郭程湘全国名老中医药专家传承工作室揭牌仪式（2017.7.22）

峨嵋『畅气通络』简介

峨嵋"畅气通络"，为"佛手"郭程湘老师所创，以"畅气为本，通络为要"，其以峨嵋武术为根基，以佛道理论为主干，以中医经络理论为依据，融武、医、禅为一体，将功法、心法、手法三法合一，以手法疗效为核心。

峨嵋"畅气通络"手法施医过程"功随手到，手随心到"，以内运气、以手法引导内气畅通全身经络，"轻而不浮、重而不痛"，让患者在舒适、畅快中却病轻身。

经研究并临床实践，已将颈椎病、腰椎病、膝关节病、肩周炎、头痛失眠定为优势施治病种。

2010年10月，峨嵋"畅气通络"入选第二届"全国杏林寻宝"，被列为国家中医特色诊疗技术。

2016年12月，经国家中医药管理局批准成立"郭程湘全国名老中医药专家传承工作室"。

廣東省中醫院

郭程湘全国名老中医药专家
传承工作室

国家中医药管理局

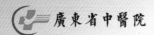
峨嵋『畅气通络』体系

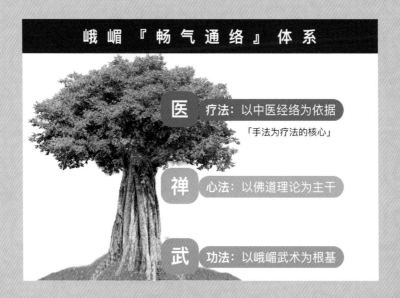

医 疗法：以中医经络为依据
「手法为疗法的核心」

禅 心法：以佛道理论为主干

武 功法：以峨嵋武术为根基

序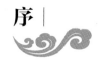

杏林寻宝展硕果，峨嵋武医现佛手

　　广东省中医院多年来始终坚持"在发展中坚持中医药特色优势，靠中医药特色优势发展医院"的办院理念，始终围绕提高中医临床疗效这一核心目标，不断挖掘和整理中医药精髓，包括大量散在民间的中医特色疗法。自2000年开始，医院与中华中医药学会、中国中医药科技开发交流中心、中央电视台等单位一起举办了十期"杏林寻宝"活动，广泛搜集了在民间广泛流传、并临床证明安全有效的民间中医特色疗法，有力地推动了中医药特色优势的发挥。

　　在民间广为流传并被赞誉为"佛手"的郭程湘老师，正是在这一历史背景下挖掘以"畅气通络"见长的武医结合的民间高手之一。

　　2008年4月，时任卫生部副部长兼国家中医药管理局党组书记、局长王国强同志深入基层调研考察民间中医，发现郭程湘老师手法独树一帜，可畅通经络治疗顽疾，建议广东省中医院进一步考证。后我陪同王国强副部长一道去汕头实地考察，见识了郭老师运用手法调养疾病的疗效与特色，以及当地社会各界对郭老师的高度评价，经广东省中医院研究，聘请郭老师到医院带徒传业。2009年12月郭老师在我院正式带徒，我有幸主持了这一次简洁而庄重的拜师仪式，此后，郭老师还在我院及广州中医药大学带教了第二批、第三批徒弟。每一批徒弟都积极踊跃，信念坚定，刻苦学习，并结合自身专业在临床中运用，让峨嵋武医流派在岭南地区得以传承发展。

峨嵋武医流派发源于历史悠久、文化厚重的四川乐山地区，学术思想源于传统中医学、峨嵋武术。郭老师自幼拜峨嵋武术前辈胡文龙先生为师，喜爱峨嵋武术，研习佛道理论，成为峨嵋武医流派当代的主要代表人物。上世纪九十年代，他在乐山市举办佛手中医推拿中心，后南迁广东在汕头开办佛手养生堂。郭老师五十多年来持之以恒，坚毅习武修炼，孜孜不倦，勤思善悟，把武术与传统医学融汇贯通，不断继承创新，搭建起了峨嵋武医流派的系统理论框架，其独创的峨嵋"畅气通络"疗法已被列为国家中医特色诊疗技术并推广运用。

此书主要从功法、心法、手法三个方面，系统总结了峨嵋"畅气通络"疗法的精髓，全面叙述了"畅气通络"的修炼方法及临床运用，每一心得都是临床实践所悟，片片言语都为中医传承。郭程湘老师常言，"我一个人的力量是微不足道的，但愿有生之年能培养出'千佛手、万佛手'，尽力让人民群众远离病痛。"我想这也是他及众弟子编写本书之初衷。

　　广东省中医院依托"杏林寻宝"活动，挖掘了大量安全有效的民间疗法，并在临床实践中不断探索，使这些特色疗法进一步规范化和标准化，融合到诊疗方案中，有力地推动了中医药特色优势的发挥，促进中医药临床疗效的提高。本书不但对专业医生传承中医文化，研习峨嵋"畅气通络"疗法有参考价值，尤其可帮助普通百姓了解中医文化，做"自己的医生"，习武明医，强身健体，防病治病。是为序。

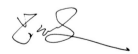

广东省中医药学会会长，广东省中医院名誉院长　吕玉波

2019年8月序于广州

前言

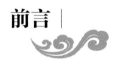

　　峨嵋"畅气通络"为"佛手"郭程湘先生所创，以峨嵋武术为根基，以内气、内劲畅通全身经络，从根本上治病防病，临床疗效显著，已被列为国家中医特色诊疗技术。

　　"拳起于易，理成于医"，自古以来，武与医、礼、德就紧密联系在一起。峨嵋"畅气通络"源于峨嵋武术，也可追溯于道家养生功，历史悠久，与少林、武当功法齐名。

　　郭程湘先生自幼习武，拜峨嵋派名师胡文龙恩师学习僧门、洪门、化门的拳法、功法、兵器等，五十多年来持之以恒，坚持坚毅修炼；同时精研中医经络，孜孜不倦，勤思善悟，并把武术与传统医学融汇贯通，历经无数磨练，以佛手佛心治病救人，不断改进完善，始创峨嵋"畅气通络"疗法。可以说，"畅气通络"融合了峨嵋武术、佛道理论及中医经络的精髓。

　　"医者意也"，《后汉书·郭玉传》曰："医之为言意也，腠理至微，随气用巧……神存于心手之际，可得解而不可得言也。"峨嵋"畅气通络"手法施治过程中，医者谨察五脏六腑，阴阳表里，手法随意念带气，心手相依，辨证施治，柔和透达，恰到好处，让患

4

者在舒适畅快中祛病康健。

《大医精诚》曰："凡大医者，必当安神定志，无欲无求，先发大慈恻隐之心，誓愿普救含灵之苦。"郭程湘先生"一心为人，实无所得"，足迹遍布大江南北，倾身施治，了却海内外无数患者顽疾，创造了一个又一个"奇迹"，不求回报；数十年来，他一直以身作则，修道觉行，致力于中华武医传承，弟子遍布全国各地。郭程湘先生常言："我一个人的力量是微不足道的，但愿有生之年能培养出'千佛手、万佛手'，尽力让人民群众远离病痛。"

中国文化需传承，武医文化需传承，师道应传承。几十年来，峨嵋"畅气通络"历经无数临床实践考验而光彩夺目。大力传承武医文化，让大众习武明医，修心健身，这是本书编写之初衷。

但愿有一天，中华武医文化能传遍世界各地，造福人类！

编者

2019年8月

目录
Contents

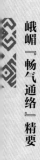

傳承與承傳之道

朱鶴亭書

国际著名养生学家朱鹤亭题笺

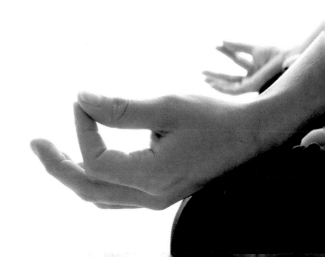

第一章 绪 论

峨嵋武医，根植中华。岐黄薪火，基业永发。

勤学苦究，形神双修。禅宗佛理，武功心法。

博采众长，中西融达。仁爱敬业，广济天下。

——峨嵋武医流派师训

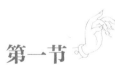

第一节
峨嵋"畅气通络"的历史渊源

峨嵋"畅气通络"根源于峨嵋武术。峨嵋武术又溯源于道家养生功，距今已有2500年历史，其以博采众长、调节阴阳、内外兼修等为特点，在我国传统养生文化中占有重要的地位。

南宋建炎年（公元1127年），峨嵋山白云禅师由道入释，兼研密宗，精于岐黄之术，融医、释、道、武术之精华于一炉，寓内功、导引、点穴于功法中，创立了"峨嵋十二桩功"，此为峨嵋禅道、医学、武学的共同始祖，迄今已有800多年，其后英才辈出，高手林立。

峨嵋武术有确切史料的记载始于明代，正嘉年间唐顺之著《峨嵋道人拳歌》，从起势到收势的神态、劲力、身法、击法、呼吸、节奏等各个环节，细致入微地描述了峨嵋武术的高超技艺，是峨嵋与武术有联系的最早文献，今人视此为描写峨嵋武术的专题诗篇与重要文献。

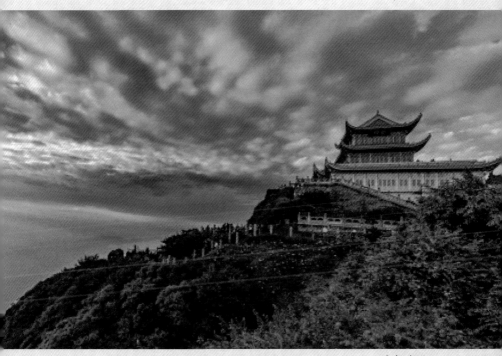

千年峨嵋

　　从明代开始，峨嵋武术逐渐进入鼎盛时期，其更强调武术与功法结合，所谓"练功不练拳，登峰难上难；练拳不练功，老来一场空。"明末清初吴殳在峨嵋武学方面做出了重要贡献。其著述《手臂录》精确地阐述各种枪法，变幻莫测，精妙绝伦，涵盖了治心、治身、动静、攻守等技法，大大丰富了峨嵋武术理论。

　　清初湛然法师在《峨嵋拳谱》中写到："一树开五花，五花八叶扶，皎皎峨嵋月，光耀满江湖。"其中"五花"即是指在四川流传较广泛和深远的峨嵋武术五大类：黄陵派、

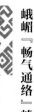

点易派、青城派、铁佛派、青牛派。"八叶"是指峨嵋派武术的八门拳种：僧、岳、赵、杜、洪、化、字、会。这些充分说明了峨嵋派武术博采众长，流传广泛，其中以僧门影响力最大。

民国时期，峨嵋武术流派又涌现了永辉、永庆、永年、李真、海灯法师、净云禅师、释通永禅师等杰出传人。

释通永禅师为峨嵋普贤道场传奇高僧，以峨嵋猴拳见长，一生致力于峨嵋武术禅道的传承与弘扬。2008年，峨嵋武术被列为国家级非物质文化遗产，释通永禅师为峨嵋武术代表性传承人。

现代峨嵋武术杰出代表有周潜川、巨赞法师、傅伟中、王旭、胡文龙、杨兆源、张凌宵等。

周潜川先生，功理功法精深广博，峨嵋功法及气血经络研究精透，为后人留下了《峨嵋十二庄释密》《气功药饵疗法与救治偏差手术》《峨嵋天罡指穴法》等气功、医学著作37部。

现代峨嵋临济气功传人傅伟中，出版了《峨嵋临济气功——峨嵋十二桩述真》和《峨嵋临济气功——峨嵋天罡指穴法》等，凸显了峨嵋武术养生文化的佛家理念，为峨嵋养生功法走出佛门、造福民间做出了重要贡献。

现代著名峨嵋拳师胡文龙先生，自幼跟随法师修习峨嵋僧门武术。他天资聪慧，勤奋刻苦，深得真传，尤以"凤锤"点穴所向披靡，为当地武术擂台赛风云人物，曾身穿白袍，连续数月激战未逢敌手，白袍洁净依旧。胡师亦精通祖国医术，尤擅长治疗跌打损伤及疑难杂症，疗效显著，常有患者慕名远道而来，胡师往往有求必应，手到病除，神奇医技，折服众人。胡师历经"文革"磨难，年逾九十依然精神焕发，脚法凌厉，拳法纯熟刚健世人称奇。

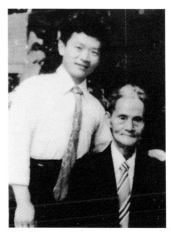

郭程湘与恩师胡文龙

郭程湘，祖籍四川乐山，自幼喜爱武术及医术，跟随恩师胡文龙习武行医，几十年坚持勤学苦练，曾多次应邀参加全国性散打擂台赛；把峨嵋武术和中医经络有机结合，创研了峨嵋"畅气通络"特色疗法。

著名国际养生专家朱鹤亭，道号玄鹤子，是郭程湘诚拜的第二位恩师。朱鹤亭清静无为的心法，节气食疗、导引吐纳等

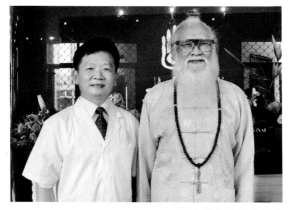

郭程湘与恩师朱鹤亭

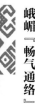

道家养生术，大大丰富了峨嵋"畅气通络"疗法的内涵。

数十年辛勤耕耘，峨嵋"畅气通络"疗法历经无数临床实践检验而愈加光彩夺目，2010年，国家中医药管理局将峨嵋"畅气通络"疗法列为国家中医特色诊疗技术，2016年12月，国家中医药管理局成立"郭程湘全国名老中医药专家传承工作室"。

如今郭程湘老师已年愈六旬，每日依然坚持5点晨起修炼，"日月年年皆锦绣，河山处处是家乡"，每天皆为新起点、新境界，不论身处何时何地，峨嵋"畅气通络"疗法日益精进，弘扬光大，造福民众。

第二节
峨嵋"畅气通络"的武、医、禅内涵

峨嵋"畅气通络"，融武、医、禅为一体。以峨嵋武术为根基，以佛道理论为主干，以中医经络为依据。

一、武（功法）：根源于峨嵋武术

峨嵋武术有着悠久的历史，吸取了中原文化和巴蜀文化的精华，内容丰富，风格独特，但有其共同之处：凡修炼者，必内养其神，外养其形，达到神形兼备。俗话说：外炼"砣子"，内炼"桶子"，"砣子"即拳头，"桶子"即身体饱满之气。峨嵋武术修炼时，把人作为一个整体训练，讲究"内练精气神，外练筋骨皮"，"内外合一，形神兼修"，更吸取了"动中求静，静而养生"的太极哲理。

峨嵋"畅气通络"疗法十分注重峨嵋武术的修炼，倡导"武医结合，治病养生"，认为良好的体魄及内功修炼是临床疗效的基础，要求习者必须坚持修炼峨嵋功法，如基本功"峨嵋内功养生法""五步一坐""六通拳""四门扣桩拳""峨嵋罗汉拳""散打"，以及各种兵器等，达到内外兼修，才能表里合一、形神具备、收放自如，磨练身心意

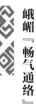
志，为手法的实施提供连绵不绝的能量。

二、禅（心法）：以佛道理论为主干

峨嵋山是中国四大佛教圣地之一，相传于公元1世纪，佛教即传入峨嵋山。峨嵋武术也是峨嵋山佛教文化的一个重要组成部分，被峨嵋山佛教协会列为"五妙共相"之一。

峨嵋"畅气通络"医者需心怀慈悲，有誓愿普救含灵之苦的决心，待患者如亲人，积德行善，不求回报，方可成就大医。施术时，要无微不至，尽心服务，做好每个细节，与患者充分沟通交流，百倍鼓舞其信心，最大程度上让患者感觉舒适温馨。真正把患者的痛当成自己的痛，才有强大的能量，发挥最好的临床疗效。

三、医（疗法）：以中医经络理论为依据

《灵枢·经脉》曰："经脉者，所以决生死，处百病，调虚实，不可不通也。"《素问·举痛论》曰："通则不痛，痛则不通。"经络的疏通是治疗疾病的首要条件。

峨嵋"畅气通络"疗法要求疏通全身经络气血，特别是人体四肢末梢，使阴阳气血能相交循环，达到濡养脏腑经络之目的。

峨嵋"畅气通络"疗法特别注重升阳补气，督脉总督一身之阳、膀胱经主一身之表，必须首先疏通。在临床治疗时，要先调动病灶周围经络的气血，激发阳气，达到活血化瘀、活血散结、扶正祛邪的功效。

"畅气通络"医者一生，便是武、医、禅的一生。

武为爱好，医为职业，禅道为日常生活；

功法、心法、手法，三法合一。

峨嵋"畅气通络"的武、医、禅内涵

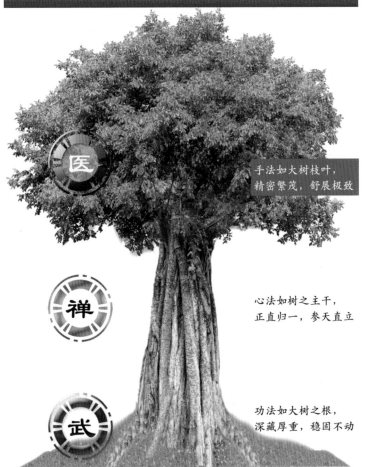

医

手法如大树枝叶，
精密繁茂，舒展极致

禅

心法如树之主干，
正直归一，参天直立

武

功法如大树之根，
深藏厚重，稳固不动

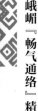

第三节

第三节
峨嵋"畅气通络"的修炼

"畅气通络"医者一生，便是武、医、禅的一生。武为爱好，医为职业，禅道为日常修炼，讲究功法、心法、手法，三法合一。

功法如大树的根，无根深而不可稳固；心法如大树的树干，无正念而不可参天；手法如枝叶，无医精而不可为用。

郭老师说："功法为根，心法为本，手法为外在表现，三者缺一不可。然而，功法、心法才是最难学的，需用一生的时间不断地去坚持、摸索、改进、提高，一旦中途放弃，前功尽弃。手法反而是最容易学的，当功法、心法达到较高层次时，好的手法自然而生；若功法、心法没上档次，再好看的手法也只是花拳绣腿，虚有其表。"

一、功法的修炼

关于功法的学习，郭老师常说："冰冻三尺，非一日之寒。功法的修炼，贵在坚持，不怕吃苦。欲速则不达，修炼功法要循序渐进，切忌急功近利。"峨嵋派的武术讲究刚柔并济、动静结合、内外兼修；发力时，要随意念而发，做到力中带气、浑然雄厚、松紧有致、进退自如。

修炼功法，可强身健体，磨练身心意志，积蓄无穷的能量，为心法、手法的实施提供连绵不绝的能源。

二、心法的修炼

关于心法的修炼，郭老师常说："心静、心空、毫无杂念，方能进入高端境界，发挥自身最大潜能，达到较高的临床疗效。要待患者如亲人，要有誓愿患者解除病痛的决心，并在内心深处形成意念，力随意发而施治。"

"跟师学习，不只是学习功法手法，更重要的是首先要学会待人接物，无微不至，尽心服务，注重做好每个细节，最大程度上让患者感觉舒适温暖，真正把解除病痛放在自己内心的深处，那样才能最大程度地发挥临床疗效。"日常的行为举止，这也是心法修炼的一部分。

三、手法的修炼

手法的学习，需建立在有较好的功法、心法基础的前提下，需气沉丹田，力随意念而发，手中带气、柔中带刚、浑然雄厚、连绵不绝，施法顺序可先阳后阴、先中央后两侧、先根部后枝干末端、先松解后复位，需辨清阴阳、由表而里、循序渐进、逐层深入，务必贯通阴阳、兼顾本末、畅通全身经气，以达到畅气通络、气至病所、全身调治的目的。

第一章 绪论

四、峨嵋"畅气通络"的修炼境界

树有茂盛、开花、结果三个过程，峨嵋"畅气通络"修炼的境界亦有三层。小成如"枝叶繁茂"，让人靠近就能感觉荫凉清爽；中成如"名花盛开"，不需靠近，远处即可闻及芬芳，即医术精湛，德高望重，声名远扬；大成如"硕果累累，桃李满天下"。

峨嵋"畅气通络"具有舒适、安全、规范、疗效等特点，经多年临床实践，深受患者赞赏。为弘扬峨嵋武医文化，传承峨嵋"畅气通络"，培养更多优秀人才，带出"千佛手、万佛手"，真正为广大人民健康服务，郭老师将自身绝学毫无保留倾囊相授。他常说："仅凭我这双手的能力有限，尽心尽力培养你们，你们进而培养更多弟子，一传十，十传百，百传千，创造的价值将无穷无尽……"

第四节
峨嵋"畅气通络"功法、心法、手法的相互联系

一、功法与心法间的联系

"未先学艺先学礼",峨嵋功法非常注重武德,把尊师重道、谦逊坚忍放在首位,练功也是修心、增长智慧的过程。峨嵋功法攻防兼备、灵巧多变,倡导身心合一,与自然相融,修习峨嵋功法的同时,也是修放松、专注、平稳之心境。

真正的功法修炼,充满艰辛,需要强大的决心、信心、恒心。同时通过修炼功法,也可培养坚强坚毅、不折不挠的品格。

二、功法与手法间的联系

"武医同源",自古以来武医不分家,峨嵋功法可强壮身心,聚天地灵气,为手法的实施提供强大的能量。功法修炼到了一定功夫,自身体内经络气血变化了如指掌,手法诊病治病更可得心应手。

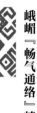

同时，峨嵋"畅气通络"手法的发力、用气、用劲与峨嵋功法一脉相承，功法是根本，手法是展现，良好的手法必须以深厚的功法为根基。

三、心法与手法间的联系

"手随心转，法从手出"，峨嵋"畅气通络"手法以意引气，以气带动手，心手合一，心法决定了手法的高度。手法操作，讲究身心合一，虚静以待，静心守心；全神贯注，辨证施治。只有安神定志，心怀慈悲，视患痛为己痛，手法才能充满柔和温馨，给予患者无穷正能量祛除病痛。

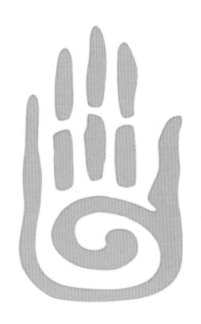

第五节
峨嵋"畅气通络"的特色

一、武、医、禅相合

峨嵋"畅气通络"融武医禅为一体，犹如一颗参天大树—以武（峨嵋武术）为根，以禅（佛道理论）为主干，以医（中医经络）为外展。功法如树根，深而厚方可稳固；心法如树干，正而直方可参天；疗法如枝叶，精而细方能极致。功法、心法、疗法（手法为疗法的核心），三法相辅相成，相得益彰，缺一不可。

二、柔和、渗透兼俱

峨嵋武术刚柔相济，佛道理论慈悲、智慧相合，峨嵋"畅气通络"将功法、心法，融入手法，心持"至柔"，心手相依，手法轻柔，却渗透力十足。"轻而不浮"，看似动作柔和、轻柔，实为力度连绵不绝、逐步渗透。"重而不痛"，看似动作大、手法重，实为沉稳渗透，火候恰到好处，患者并不感觉疼痛。

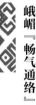

三、通、补、泻齐备

"通、补、泻"为中医治法总则。峨嵋"畅气通络"手法连贯不绝，行云流水，先通总督之阳，自上而下，从主干到末梢，畅通全身经脉，从根本治疗疾患。

"以指代针"：以意带气贯于指，虚静以待，逐步渗透经穴，畅通气机，补虚泻实，通调全身。

"以掌代灸"：以意带气贯于掌，轻快渗透往返搓摩经脉，补益气血，温濡脏腑。

第二章 峨嵋『畅气通络』之功法

峨嵋『畅气通络』根源于峨嵋武术，『无根深而不可稳固』。蜀中拳谚云『学武不学医，终是傻东西』，『拳起于易，理成于医』。自古武医同源，习武必知医，武医不分家。

峨嵋功法讲究刚柔相济，内外兼修，峨嵋『畅气通络』手法的用意、用气、用劲与其一脉相承。同时峨嵋功法可让医者明辨气血经络，为手法的实施提供强大内力。

『大道至简、贵在坚持』。峨嵋『五步一坐』桩功，包括马步、弓步、虚步、仆步、丁步、坐盘；峨嵋六通拳共36式，其为峨嵋武术基础，看似简单，却处处蕴含传统文化内涵，变幻无穷，是强壮身心，培养精气神的有效方法。

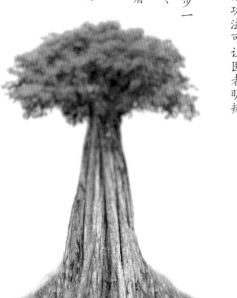

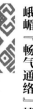

第一节
峨嵋功法的特点

一、刚柔相济

峨嵋拳谱云："阴中有阳，柔中育刚；以柔为本，以刚为用，刚柔得中。"

峨嵋功法之刚，是指四肢、躯体肌肉相互协调，自由收放勃发之"寸劲"；柔，是指四肢百骸韧带，自由伸展之"柔韧"。刚与柔相互协同变化，是峨嵋功法的根本法则，

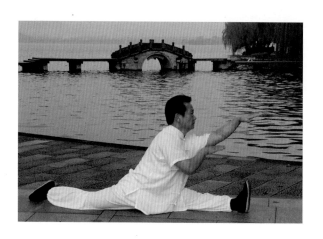

演化出快慢相兼、动静并重、长短并用、轻重相举、虚实一体等特点。

"拳脚勇锐快当先，招尽势定慢中静"，峨嵋功法讲究"慢拉架子快打拳"。下盘桩功需稳重，静以待机，快速发招；步法灵巧多变，"五峰""六肘"并用；避实击虚，轻重缓急，错落有致，直指要害。

二、内外兼修

"外练筋骨皮，内练精气神"，峨嵋功法注重"以内养外""以外练内"。外形动作需以意带气，由内而发；精神愈饱满内守，外在勃发愈精准、强大。故峨嵋功法的修炼，非常注重聚气、凝神，以达形神俱备、形神相合。

同时峨嵋功法注重礼仪修养，"内"指修养内涵，"外"指言行举止。"内外兼修"，亦指内在修养与外表举止，表里如一，正气凛然，邪不可干。

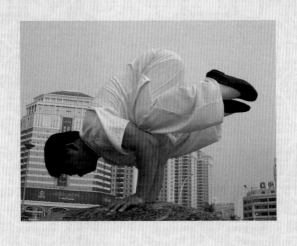

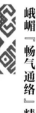

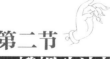
第二节
峨嵋功法的重要性

一、武医同源

"拳起于易，理成于医"，自古以来武医不分家。东汉末年，华佗自创功法导引"五禽戏"，可通经活络，长期修炼，既能治病，亦可养生。历史上许多中医大家，同时也是武术名家，如"温病四大家"之一薛雪，"清初六大师"之一傅青主。近代闻名中医骨伤科专家郑怀贤，在武术界也有很高的名望，曾担任中国武术协会主席，被后人尊称为"武医宗师"。

武医皆源于易，同根同理，峨嵋武术由阴阳派生刚柔、动静、虚实；中医由阴阳统辖寒热、虚实、表里。南宋建炎元年（公元1127年），白云禅师由道入释，精于岐黄之术，将人体阴阳虚实机理与功法动静变化融会贯通，创"峨嵋十二桩"，奠定了峨嵋武医流派的里程碑。

二、峨嵋功法为手法的实施提供强大内劲

《灵枢·官能》提及："爪苦手毒，为事善伤者，可使

按积抑痹。"爪苦，即指力深沉；手毒，即掌心透发热力，这是内力充足的表现，也是"畅气通络"医者必须达到的境界。

峨嵋功法可强壮身心，聚天地灵气，修炼日久，可使全身轻灵、圆活，内力浑厚；指力深沉而带柔，掌心透热而温暖，手法柔和而渗透，火候把握恰到好处，使气至病所，了却顽疾。

三、峨嵋功法可让医者明辨气血经络

峨嵋功法讲究"内外兼修"，可畅通经脉，凝聚精气神，修炼到了一定功夫，自身体内经络气血变化了如指掌，手感敏锐，诊病治疗更可得心应手。

四、手法的用意、用气、用劲与功法一脉相承

峨嵋"畅气通络"手法实施过程中，必须足掌抓地，下盘稳固，气聚丹田，凝神待机；以意带气，集中掌指，连绵不绝，持续渗透；畅通关节时，需全身放松，瞬间"寸劲"拉通。"畅气通络"手法的用意、用气、用劲与峨嵋功法一脉相承。在修炼峨嵋功法的同时，需仔细体会其中用意、用气、用劲的诀窍，将之运用到手法中。

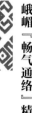

第三节
峨嵋"畅气通络"功法修炼要点

一、修炼时间

清晨卯时（5～7点），人体就像初升的太阳，刚苏醒的树木，阳气升发，朝气蓬勃，正是采气练功的好时候，人与天地合一，顺应自然之气，方能事半功倍。

二、修炼地点

古之修道者，皆非灵地福地而不居，今世采气习武需效法古人，寻一树木茂盛、山泽通气之地，既可采集草木之灵气，又承接山水之地气，与天地相接，汲取无限正能量。

三、修炼准备

练功前需确定当前身体状态处于正常，排除过饱过饥，排空大小便，穿宽松衣服，摘下手表、眼镜等外在佩戴物件，以利气机的流沛通畅。

四、峨嵋"畅气通络"功法修炼之"三心""三度"

"三心"为信心、决心、恒心，峨嵋"畅气通络"功法修炼需要树立坚定的信心、奋勇向前的决心以及坚持不懈的恒心。心之所在，万事皆易。

"三度"为速度、力度、高难度，"天下武功，唯快不破"，首先要修炼反应及出招速度，身心放松、自然勃发是速度的关键；再而需修炼出招力度、强健的筋骨肌肉以及充沛的精气神，这是力度的关键，可多练"桩功""虎爪功""佛掌功"；最后要做到"高难度"，身体柔韧，步法灵巧，动作行云流水，虚实错落有致，速度与力度恰到好处，这需长期内外兼修，不断领悟，不竭进取方能达到。

五、大道至简，扎稳根基

大道至简，"真传一句话，假传万卷书"，"一招精胜千招会"，简单的坚持是通往成功的关键。基本桩功是功法的根本，需身正如塔，不动如钟，时刻高标准、严要求。

郭老师在教学马步功时，非常注重最后极限的"几秒钟"。学员站立马步，接近极限，双腿发抖时，郭师喊："最后5秒"，5秒过后……"最后3秒"，3秒过后……"最后2秒"……最后几秒才是真正考验，方显真功夫，即使只精进1秒，滴水穿石，日久不可限量。

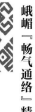

六、循序渐进，贵在坚持

练功，应按耐力、力量、柔韧度等差异，合理、科学地安排运动计划，不可急于求成。严与苦是练功路上的必循之法，每次练功需留有余兴，循序渐进，滴水穿石，方能水到渠成。

修炼不仅仅在练功场，生活每处皆为道场。苟日新，日日新，每天排空，日日精进。心安处，日月年年皆锦绣，河山处处是家乡。

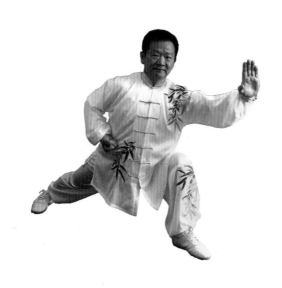

第四节
峨嵋"五步一坐"桩功

一、"五步一坐"概述

"五步一坐"包括马步、弓步、虚步、仆步、丁步、坐盘,为峨嵋武术基本步法与桩功。"大道至简、贵在坚持","五步一坐"看似简单,却是培养内劲与功力,通向峨嵋武术大道最简单有效的方法,必须常年坚持苦练。"五步一坐"的功底深浅决定了峨嵋武术水平的高低。

"五步一坐"整套动作皆要求气沉丹田,挺胸聚神,重心要稳,足趾抓地,足尖内收,上肢直而不直、屈而不屈。随着功力的日益增长,桩以"低"为贵,越低越能减少受攻击的面积,越能显功力水平。

二、"五步一坐"具体步骤

(一)马步

两腿平行开立,与肩同宽,垂直下蹲;脚尖平行向前,勿"外八",膝盖不能超过脚尖,大腿与地面平行;臀部内收，裆成圆弧形，俗称圆裆。两掌合十环抱胸前，虚灵顶劲，两眼凝神目视前方。

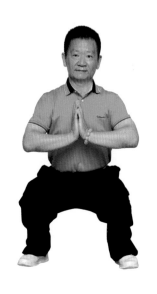

【**要点**】头正、颈直、挺胸、收腹、提肛、立腰、开胯、沉肩、收臀；双目凝神。

（二）弓步

左腿向前方迈出一大步，足尖内扣，屈膝，大腿与小腿约成90°，右腿挺膝伸直，两脚全足

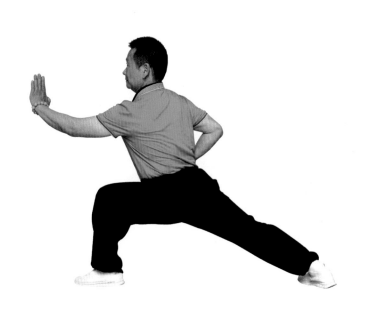

掌着地，重心垂直，上体正对前方。同时，左手为掌，掌尖向上，约与喉部同高，并与左眼在一条线上，右手握拳抱于腰间，拳心向上。两眼凝神目视前方。左腿左手在前为左弓步，右腿右手在前为右弓步，左右交替练习，每次站定不动持续10~60秒。

【要点】前腿弓，后腿蹬直，重心集中于前腿；挺胸、立腰、沉髋；双目凝神。

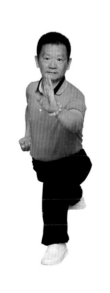

（三）虚步

右腿足跟外展（全足掌着地），屈膝，膝不过脚尖；挺胸，塌腰，左腿前伸，足尖内收点地而立。同时，左手为掌，掌尖向上，约与喉部同高，并与左眼在一条线上，右手握拳抱于腰间，拳心向上。两眼凝神目视前方。左腿、左手在前为左虚步，右腿、右手在前为右虚步，左右交替练习，每次站定不动持续10~60秒。

【要点】前腿虚，后腿实，虚实分明；重心垂直于支撑腿，挺胸，塌腰，上体挺直；双目凝神。

（四）仆步

右腿向前方迈出一大步，足尖内扣，屈膝，大腿与小腿约成90°，左腿挺膝伸直，两脚全足掌着地，重心垂直；上体充分向右倾斜，与左腿在同一直线上，臀部前收。同时，两手掌心向内穿掌，左手在外向下穿行至右腋下，右手于内向上穿行至头顶，瞬间同时反掌，掌心向外。两眼凝神目视左方。左腿伸直为左仆步，右腿伸直为右仆步，左右交替练习，每次站定不动持续10~60秒。

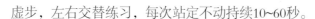

【要点】足尖内扣，两脚全足掌着地，上体充分倾斜与直腿成一直线；穿掌时，左仆步时左掌在外下行至右腋下反掌，右仆步时则变为右掌；双目凝神（直腿方向）。

（五）丁步

双脚并步站立，大腿相贴内收，右屈膝下蹲（根据功力大小，大腿与小腿成90°～145°），左足跟抬起，足尖点地，虚靠右踝内侧。同时，两手掌心向内穿掌，左手在外向下穿行至左大腿外侧，右手于内向上穿行至头顶，右掌反掌（掌心向外）瞬间，左掌变"勾手"下勾。 两眼凝神目视"勾手"方。左丁步屈左腿勾左手，右丁步屈右腿勾右手，左右交替练习，每次站定不动持续10~60秒。

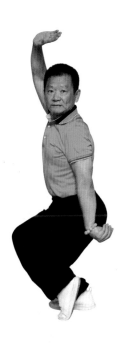

【要点】挺胸、立腰、沉髋；虚实分明，虚脚虚靠支撑腿内侧；左丁步屈左腿勾左手望左，右丁步屈右腿勾右手望右；双目凝神。

（六）坐盘

两脚分开，与肩同宽，以左足跟与右前足掌为轴，向左外旋180°，两腿交叉靠拢下蹲（左脚在上，右脚在下，左脚整个足掌着地，右脚前足掌着地，右膝靠于左小腿外侧，右臀接于右脚跟处）。同时，两掌交叉置于胸前（掌心向上，左手在上，右手在下），同时变拳外展击出（右手向右前，左手向左上，两拳眼相对）。左腿在下、左拳在前为左坐盘；右腿在下、右拳在前为右坐盘。左右交替练习，每次坐定不动持续10~60秒。

【要点】两足分别以足跟及足前掌为轴外旋；两腿贴紧，左腿在下则左拳在前，右腿在下则右拳在前；挺胸，立腰；双目凝神。

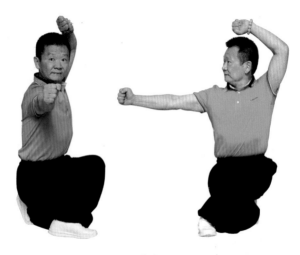

坐盘

第五节
峨嵋内功养生法

　　《素问·宝命全形论》曰："人以天地之气生，四时之法成""天地合气，命之曰人"。人是自然的一部分，人体的气机变化也符合升降浮沉的自然规律，正如李东垣所说"万物之中，人一也，呼吸升降，效象天地，准绳阴阳"。

　　《灵枢·刺节真邪论》说："真气者，所受于天地，于谷气并而充身也。"《素问·六节脏象论》说："天食人以五气，地食人以五味。"可见，自然界的清气是组成人体之气的一部分，《素问·阴阳应象大论》中提到："天气通于肺。"《灵枢·五味》也说："其大气……出于肺，循喉咙，故呼则出，吸则人。"因此，肺通过主气司呼吸的功能，呼出体内的浊气，吸入自然界中的清气，使人与自然相互沟通，融为一体。

　　峨嵋内功养生法，在清晨吸入天地之清气，将其充分沉入丹田，使五脏六腑得以濡养；继而缓缓呼出，排空浊气。

第二章　峨嵋『畅气通络』之功法

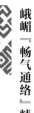

整个过程要求身心放松，动作轻柔，形意结合，做到最大程度与大自然融为一体，获得自然界的能量。这是天人相应的直接体现。

一、心境

"水为至善至柔之物，容纳万物却不与人争"，峨嵋养生功法要求以如水般至柔的心、容纳万物的胸怀，慢慢入静，用意念慢慢将全身毛孔穴位自动打开，让自身与外界充分相融，从天地万物中获得高能量流，激发潜能。

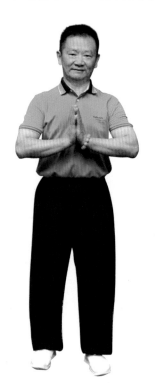

二、具体动作

预备动作：两脚分开与肩同宽，脚趾把地抓紧，两腿挺直，会阴收紧，上体正直微向前倾。舌顶上颚，眼观鼻、鼻观心、心意念丹田"气海"。然后以意带引动作，配合呼吸吐纳。

频率：按下面四式动作，反复循环。每次锻炼持续10分钟，每天坚持2次。

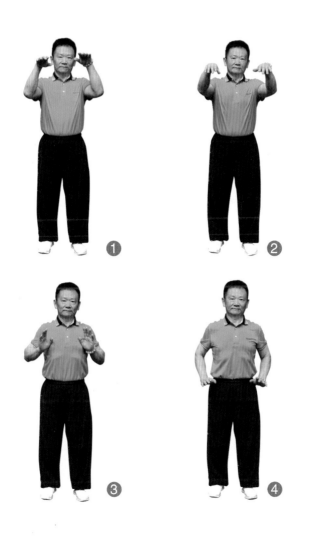

① ② ③ ④

（一）双凤朝阳

双手（掌心向下）从两侧慢慢提起至与肩同高，同时用鼻吸气，灌满丹田，气从尾椎长强穴由后背督脉而上经头顶百会穴，顺胸腹任脉回到丹田，稍停2秒；然后双手缓缓降落，同时将气由丹田缓缓呼出。

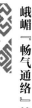

（二）推窗望月

双手中指指尖相对（掌心向上），似触非触，同时用鼻吸气，以气带动动作，抬至与乳同高，气灌满丹田后，从尾椎长强穴由后背督脉而上经头顶百会穴，顺胸腹任脉回到丹田，稍停2秒；然后双手缓缓旋转至胸前（第3～5指屈曲），缓缓向正前方推出，同时将丹田之气用嘴缓慢呼出。

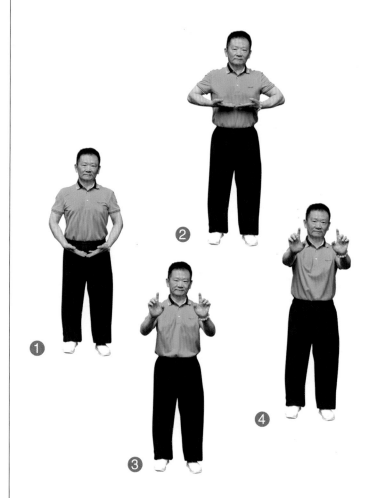

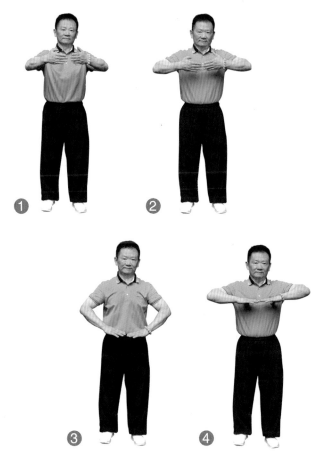

（三）抱虎归山

双手中指指尖相对（掌心向内）缓缓内收，抱回胸前；同时以鼻吸气，气灌满丹田后，从尾椎长强穴由后背督脉而上经头顶百会穴，顺胸腹任脉回到丹田，稍停2秒；然后双手掌缓缓旋回，使掌心向下，缓缓下压至大腿两侧（下压过程中保持两手中指指尖相对，似触非触），同时将丹田之气缓缓呼出。

（四）大鹏展翅

双手掌外旋（掌心向上）向外，两手从身体两侧缓缓升举至头顶，两手中指尖相对，似触非触；同时以鼻吸气，气灌满丹田后，从尾椎长强穴由后背督脉而上经头顶百会穴，顺胸腹任脉回到丹田，稍停2秒；然后，双手掌缓缓下压，（下压过程中保持两手中指指尖相对，似触非触），经头面、胸前至大腿两侧，同时将丹田之气缓缓呼出。

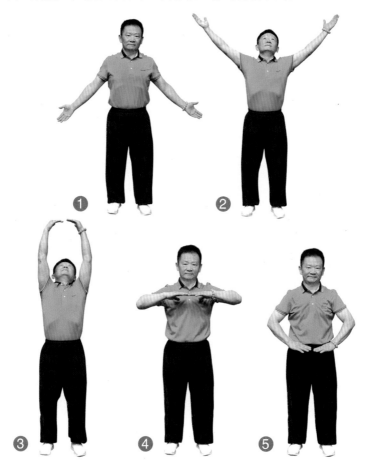

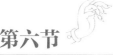

第六节
峨嵋派六通拳

　　峨嵋拳法刚柔相济、桩技一体、形神和一。峨嵋僧门流派更讲究拳法与内功相融合，习拳有素者内劲刚健而形体柔顺，能够随心所欲地掌握内劲的收放吞吐，精妙灵活，劲力通透，达到"刚柔顿挫，动静虚灵，飘逸自然"的境界。六通拳是峨嵋僧门武术的基础拳法，共有36招式。

六通拳拳谱

1.抱拳	2.太极	3.上步抢掌	4.擒拿指午
5.弓箭锤	6.退步擒拿指午	7.下鞭法	8.转身下鞭法
9.退回擒拿指午	10.上步抢掌	11.擒拿指午	12.一马三箭
13.砸锤插掌	14.穿迎过肘	15.转身担子锤	16.上步抱肘
17.转身抱肘	18.金鸡独立	19.上步双推	20.上步平心
21.虚步断肘	22.挤步金刀掌	23.上步迎门	24.下角指午
25.转身迎门	26.下角指午	27.上步抢掌	28.马步抱肘
29.摆步封臂	30.上步特锤	31.擒拿指午	32.弓箭锤
33.反特锤	34.上步破掌	35.刹掌	36.退步怀抱太极
收势			

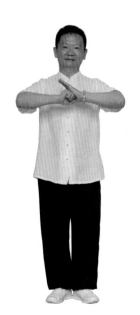

第一招：抱拳

【动作要领】双足并拢，脚趾把地抓紧，两腿挺直，会阴收紧，上体正直，微向前倾。双手从两侧抬至胸前，右手握拳，左手掌心贴右拳眼上方成45°角。

【实战作用】敌我双方对峙时，先礼后兵，同时护住前胸。

第二招：太极

【动作要领】两手拳掌贴紧，顺势下翻，位于气海穴，右拳心向上，气沉丹田。

【实战作用】聚精会神，当对方突然攻击时，立刻顺势下压格挡对方。

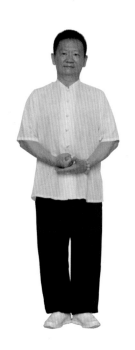

第三招：上步抢掌

【动作要领】左手由外向胸前抓按，右拳背顺势反击对方头面；左脚向前迈步成左弓步，同时，左手立掌，掌背紧贴右前臂外侧，向前猛力推出；右拳拳心向上，迅速收于腰间。

【实战作用】当遇对方拳腿攻击时，左手顺势按抓，右拳背快速反击对方头面部；左手掌快速击打对方胸腹。

第四招：擒拿指午

【动作要领】左掌迅速擒拿，收于腰间；右拳从腰间猛力向前冲出，拳心向下，与胸同高。

【实战作用】左手擒住对方（手腕、衣物、头发等），迅速回拉，使其失去重心；右拳快速击打对方。

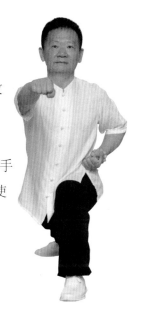

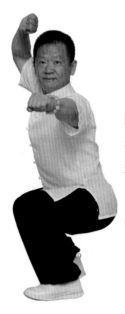

第五招：弓箭锤

【动作要领】以两足跟为轴，身体向右转90°成马步；同时，右拳格挡防护头顶（拳眼向下），左拳拳棱顺势从右腋下向左侧平打（拳心向下）。

【实战作用】右拳抓拉格挡，左拳似弓箭猛力击打对方。

第六招：退步擒拿指午

【动作要领】以右足跟为轴，左足后退，转身180°成马步；右拳收于腰间，在转身的同时，左手迅速擒拿，右拳猛力冲出。

【实战作用】左手向左后方擒拿，抓住对方手腕或衣物，顺势回拉，右拳冲出，击打对方。

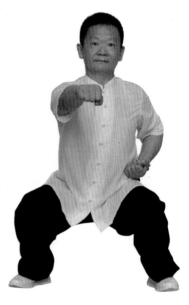

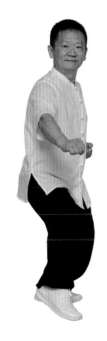

第七招：下鞭法

【动作要领】上体右转90°，右脚后收，成右虚步，左拳收于腰间（拳心向上）；同时，右拳从左胸前向右下方鞭打出去。

【实战作用】此招重点用来防对方腿部进攻。

第八招：转身下鞭法

【动作要领】以右足跟为轴，左脚向前迈步转身成左虚步，右拳收于腰间（拳心向上）；同时，左拳从右胸前向左下方鞭打出去。

【实战作用】此招重点用来防对方腿部进攻。

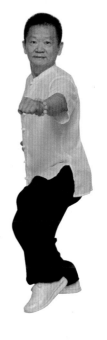

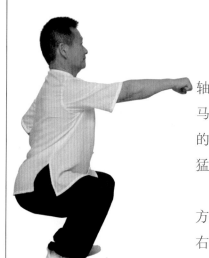

第九招：退回擒拿指午

【动作要领】以右足跟为轴，再次向左后方转身180°成马步，右拳收于腰间；在转身的同时，左手迅速擒拿，右拳猛力冲出。

【实战作用】左手向左后方擒拿对方，猛力回拉的同时右拳冲出，击打对方。

第十招：上步抢掌

【动作要领】左脚迅速向前成左弓步；同时左手立掌，掌背紧贴右前臂外侧，向前猛力推出；右拳拳心向上，迅速收于腰间，目视对方。

【实战作用】当对方擒住右腕时，迅速解脱，并以左掌攻击对方。

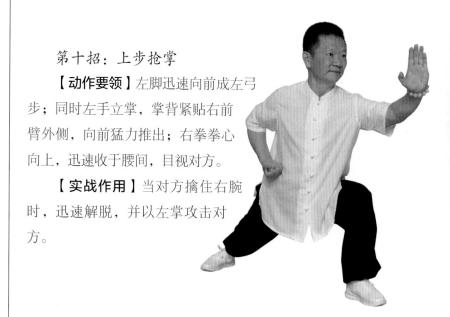

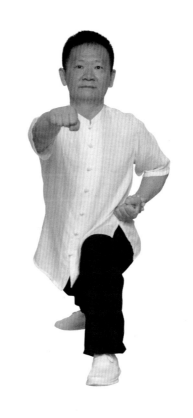

第十一招：擒拿指午

【动作要领】左弓步不变；左掌反手擒拿，在回拉的瞬间，右拳顺势从腰间向正前方冲出。

【实战作用】当被对方擒住左手腕时，迅速反擒拿，右拳攻击对方正面。

第十二招：一马三箭

【动作要领】左弓步擒拿指午；右拳收于腰间，在右腿向前踢出的同时，左掌击打右足背；然后左掌变拳收回腰间，右拳快速向正前方冲出，恢复左弓步擒拿指午。

【实战作用】当对方正面进攻时，拳、腿、掌并用，攻击对方。

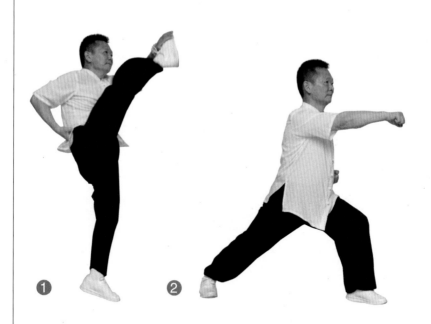

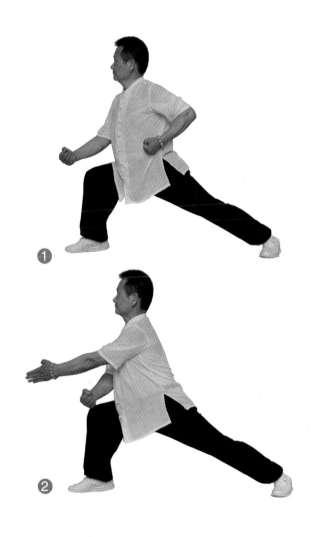

①

②

第十三招：砸锤插掌

【动作要领】右脚向前迈步成右弓步；右拳拳棱从右上方向下猛砸，拳眼向上；左拳变掌顺势向前下方插出。

【实战作用】右拳击打对方，同时可格挡进攻；左掌指尖直插对方要害。

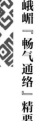

第十四招：穿迎过肘

【动作要领】右弓步姿态；左掌从左前朝右下按压，垫护右肘；同时，右拳变掌，顺势从左前上方45°插出。

【实战作用】左掌下压格开对手进攻，同时擒拿牵制对方；掌背垫护右肘，右掌出击更加稳定并更好地保护自己，掌尖"锁喉"。

第十五招：转身担子锤

【动作要领】以两脚足跟为支点，由右弓步状态转换为左弓步；两掌变拳，同时向前向后击出；左拳拳心向下，右拳拳心向上。

【实战作用】可同时防前后进攻，左拳背击打对手下颚，右拳棱击打对手腹部。

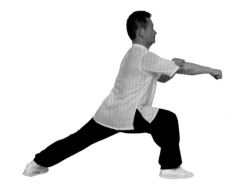

第十六招：上步抱肘

【动作要领】右脚向前迈步成右弓步，同时，右拳拳背顺势向前猛击，左手拦截并护住右臂。

【实战作用】左手擒拿牵制对方；右拳猛力打对方下腹部。

第十七招：转身抱肘

【动作要领】以两脚足跟为支点，由右弓步状态转换为左弓步；同时，右拳拳背顺势向前猛击，左手拦截并护住右臂。

【实战作用】转身左手擒拿牵制对方；右拳猛力打对方下腹部。

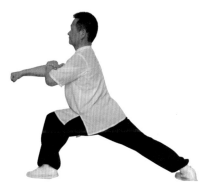

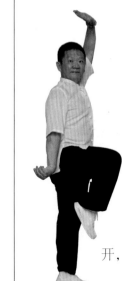

第十八招：金鸡独立

【动作要领】两手左右上下划圆，左手从内向上穿掌至头顶反掌，右手从外向下勾手至右大腿外侧。同时，左腿和上体挺直，右大腿抬平、足尖下扣，目视右侧。

【实战作用】对方进攻时，后退勾手格开，蓄势待发。

第十九招：上步双推

【动作要领】右腿向前迈步成右弓步，同时双掌从腰间向前推出（双掌在腰间推出时，由倒掌变为立掌）。

【实战作用】向前攻击对手胸前要害部位。

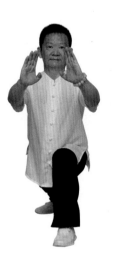

第二十招：上步平心

【动作要领】左腿向前迈步成左弓步，左拳拳背与右臂外侧相接，两拳同时发力，左拳拳棱击打对方，右拳顺势收回腰间。

【实战作用】向前以拳棱击打对方胸前要害；若对方抓住自己右臂时，左拳背可将其解脱，反守为攻。

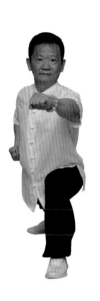

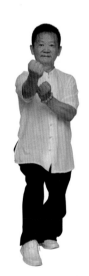

第二十一招：虚步断肘

【动作要领】右腿向前迈步，由左弓步变为右虚步，双手合力，左手擒拿，右拳击打对手肘关节。

【实战作用】左手擒拿对方手腕，右手拳棱猛击对方肘部。

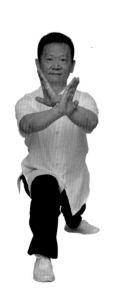

第二十二招：挤步金刀掌

【动作要领】右脚向前迈步成右弓步，同时两拳变掌交叉（左掌在内，右掌在外），顺势向前推出（右足跟着地瞬间，上体顺势前"挤"）。

【实战作用】双手交叉，向前封锁对手喉部要害。

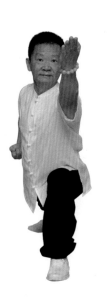

第二十三招：上步迎门

【动作要领】左脚向前迈步转左弓步，同时两手迅速收回右侧，右手变拳抱于腰间，左手变掌，掌背向前上方猛力"铁扇"击出。

【实战作用】右手防守，左掌背攻击对手耳颈部要害。

第二十四招：下角指午

【动作要领】右脚向前迈步成马步，右拳向右侧冲出的同时，左掌护住右腋窝。

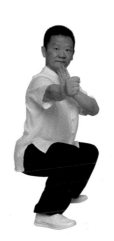

【实战作用】右拳猛力击打对方肋肋要害。

第二十五招：转身迎门

【动作要领】以两足跟为轴，左转身成左弓步，同时两手迅速收回右侧，右手变拳抱于腰间，左手变掌，掌背向前上方猛力"铁扇"击出。

【实战作用】转身瞬间，右手防守，左掌背攻击对手耳颈部要害。

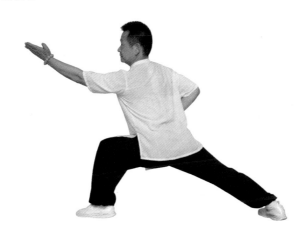

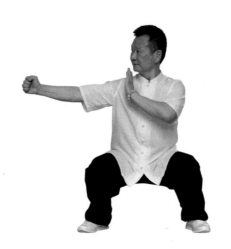

第二十六招：下角指午

【动作要领】右脚向前迈步成马步，右拳向右侧冲出的同时，左掌护住右腋窝。

【实战作用】右拳猛力击打对方胁肋要害。左掌收回腋下，同时右拳顺势冲打正前方。

第二十七招：上步抢掌

【动作要领】左脚向前迈步成左弓步；同时，左手立掌，掌背紧贴右前臂外侧，向前猛力推出；右拳拳心向上，迅速收于腰间。

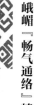

【实战作用】当遇对方拳腿攻击时，左手掌快速击打对方胸腹。

第二十八招：马步抱肘

【动作要领】以左足跟为轴，右脚向前迈步成马步；同时，右肘迅速顶肘，左手擒回抱住右臂。

【实战作用】左手可擒回对方；转腰顺势带动右肘击出，可重创对方。

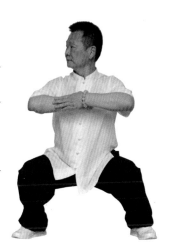

第二十九招：摆步封臂

【动作要领】右脚向右后方迈步45°，成右弓步；同时，左手扣住右腕，右手顺势牵拉。

【实战作用】当被对方抓住右手时，左手反扣，右手趁摆步的同时，顺手牵羊，让对手失去重心。

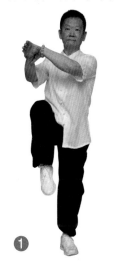

❶

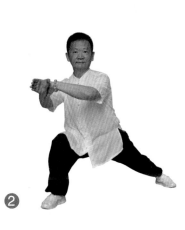

❷

第三十招：上步特锤

【动作要领】左脚向前迈步成左弓步，同时右拳抱于腰间，左拳拳背向前上方，"寸劲"击出，两眼目视对方。

【实战作用】摆步封臂使对手失去重心，趁机猛击对手头面部要害。

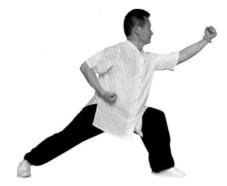

第三十一招：擒拿指午

【动作要领】保持左弓步，左手擒拿对方并收于腰间，同时，右拳猛力旋转冲出（拳心向下）。

【实战作用】左手擒拿同时，右拳冲出击打对方胸腹要害。

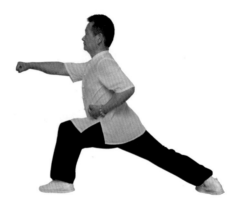

第三十二招：弓箭锤

【动作要领】以两足跟为轴，身体向右转90度成马步；同时，右拳格挡防护头顶（拳眼向下），左拳棱顺势从右腋下向左侧平打（拳心向下）。

【实战作用】右拳抓拉格挡，左拳似弓箭猛力击打对方。

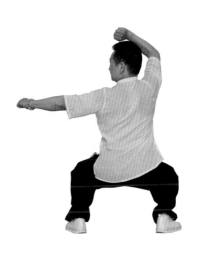

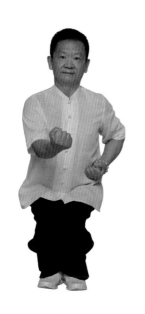

第三十三招：反特锤

【动作要领】右脚收回跺地，与左脚并拢半蹲；同时左拳收回腰间，右拳从胸前划圆反击下砸（拳心向上）。

【实战作用】右拳背猛力击打对方后背及大椎。

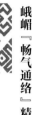

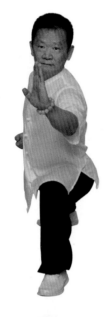

第三十四招：上步破掌

【动作要领】左脚向前迈步成左弓步；同时，左手掌背紧贴右臂外侧，向前方立掌推出，右拳顺势收回腰间。

【实战作用】左掌击打对方胸前要害，当对方抓住自己右臂时，左拳背可将其解脱，反守为攻。

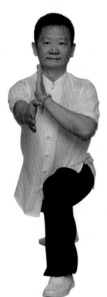

第三十五招：剁掌

【动作要领】保持左弓步，左掌迅速收回护胸，同时右拳变掌，顺势向前下方插出。

【实战作用】右掌攻击对方下腹裆部要害。

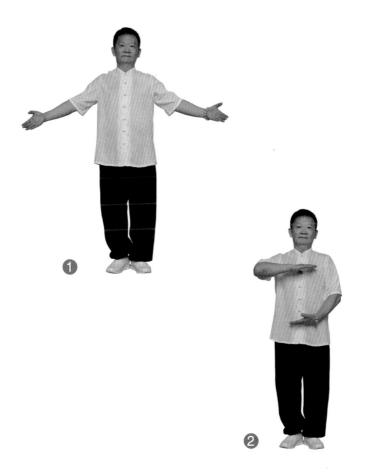

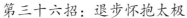

第三十六招：退步怀抱太极

【动作要领】左脚收回与右脚靠拢；同时，双掌尖向两侧点击后迅速怀抱胸前（两掌心相对，右掌平胸"膻中"，左掌平腹"气海"）。

【实战作用】双掌尖迅速点击两侧敌人，保护自己胸腹要害。

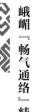

收势

双手掌外旋（掌心向上）向外，两手从身体两侧缓缓升举至头顶，两手中指尖相对，似触非触；同时气沉丹田。然后，双手掌缓缓下压，合十（下压过程中保持两手中指指尖相对，似触非触），经头面、胸前至大腿两侧；同时将丹田之气缓缓呼出。

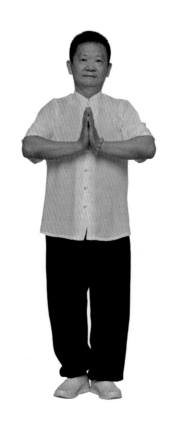

第三章 峨嵋『畅气通络』之心法

峨嵋『畅气通络』心法以佛道理论为主干，『无正念而不可参天』，心正而直，心念专一，是真正做好一件事的前提。心法的注入，功法方可形神俱备，手法方能柔和透达。

峨嵋山为『畅气通络』发源地，『畅气通络』心法兼具佛、道精髓，以『慈悲、随喜、舍己、精诚、无为』为基本内涵。峨嵋『畅气通络』心法为疗法之灵魂，直接体现了医者的高度，需在『观、觉、五守』中不竭修炼。

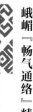

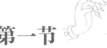

第一节
峨嵋"畅气通络"心法与峨嵋山佛道渊源

峨嵋山是中国四大佛教圣地之一，为普贤菩萨的道场。相传于公元1世纪，佛教即传入峨嵋山。东晋时期，高僧慧持、明果禅师等先后到峨嵋山住锡修持，崇奉普贤菩萨。据佛经载，普贤与文殊同为释迦佛的主要助手，文殊表"智"，普贤表"德"，普贤团广修十种行愿，故又称"愿"王，等号为"大行普贤"。

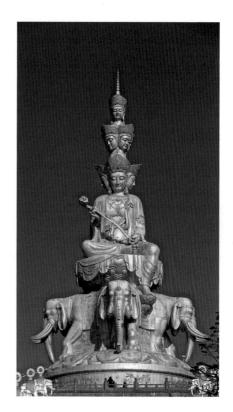

峨嵋山最早是道教仙山，在道教三十六小洞天中位列第七，如《洞天福地记》云："第七洞天峨嵋山，周回三百里，名灵陵太妙之天，在蜀嘉州，真人唐览治之。"葛洪在《抱朴子》中云："峨嵋……此皆是正神在其山中。"汉魏时期道教已传入峨嵋山，道士们居洞穴炼道术，运用吐纳、导引、坐忘、心斋、守一等内炼法门，追求天、地、人合一，达到"意"与"气"合、"气"与"神"合的境界。峨嵋山被尊为普贤菩萨道场后，全山由道改佛，唐、宋逐渐转盛。明代之际，道教衰微，佛教日盛，僧侣一度达1700人之多，全山有大小寺院近百座。至清末寺庙已达150余座。

近两千多年的佛教发展历程，峨嵋山留下了丰富的佛教文化遗产，高僧大德辈出，逐步成为中国乃至世界的佛教圣地。

峨嵋山为峨嵋"畅气通络"的发源地，受历史渊源影响，峨嵋"畅气通络"心法兼具佛、道精髓。包括佛家"慈悲喜舍"无量之心境，普贤菩萨"随喜功德"之行愿，道家"意气相合"、"清静无为"之境界。

第二节
峨嵋"畅气通络"心法的重要性

《黄帝内经》曰："心者，君主之官也，神明出焉。"心为一身之君主，神明所居之处，《移精变气论》曰："得神者昌，失神者亡。"修心养心对五脏六腑气血的平衡和谐至关重要，许多身体实质疾患与"心病"直接关联。

"心者，五脏六腑之大主……主明则下安，以此养生则寿……不明则十二官危"，这阐述了心之意念对身体的影响。心澄神明，则全身脏腑各司其职，促进健康；心神不宁，杂念丛生则反伤自身。

"人之力莫大于心，心正可造福万物，心邪甚可毁灭世界。"毛主席24岁所作《心之力》中阐述："心为万力之本，由内向外则可生善、可生恶、可创造、可破坏。由外向内则可染污、可牵引、可顺受、可违逆。修之以正则可造化众生，修之以邪则能涂炭生灵。"

古人在疗法施治过程中，尤注重心法的运用。上工与粗工的本质区别，在于有无将心神融入其中，如《灵枢.九针十二原》曰："粗守形，上守神。神乎神，客在门……粗守关，上守机。"心正、神定是临床疗效的保证，如《标幽赋》曰"目无外视，手如握虎，心无内慕，如待贵人"。真正治病的手法，必须将心法融入，如《医宗金鉴·正骨心法要旨·手法总论》曰"一旦临证，机触于外，巧生于内，手随心转，法从手出"。

"未先学艺先学礼"，练功也是修心的过程。峨嵋功法刚柔相济、形神俱备，修习峨嵋功法，同时也修放松而专注、平稳而灵活之心境。功法的修炼，充满艰辛，需要强大的决心、信心、恒心方能坚持不懈，日益精进。

峨嵋"畅气通络"手法讲究心手合一。手法操作处处需以意带气，虚静以待 。只有真正将慈悲心、清静心融入，手法才能柔和而透达，充满柔和温馨，给予患者无穷正能量祛除病痛。

峨嵋"畅气通络"心法为疗法之灵魂，心法为不仅是医者自身修为，更是与外界、患者沟通连接的桥梁。心法的注入，功法方可形神俱备，手法方能柔和透达，此为"畅气通络"内涵核心，直接体现了"畅气通络"医者的高度，需用一生时光不竭修炼。

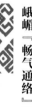

第三节
峨嵋"畅气通络"的心法内涵

一、慈悲

《大医精诚》曰："凡大医者，必当安神定志，无欲无求，先发大慈恻隐之心，誓愿普救含灵之苦。"

慈悲常在，心怀大爱，才有强大的能量为广大病患解除疾苦。峨嵋"畅气通络"疗法要求医者心怀慈悲，待患者如亲人，积德行善，不求回报，方可成就大医。施术时，要无微不至，尽心服务，做好每个细节，与患者充分沟通交流，百倍鼓舞其信心，最大程度上让患者感觉舒适温馨。真正把患者的痛，当成自己的痛，才有强大的能量，发挥最好的临床疗效。

二、随喜

消除嫉妒心、嗔恨心、懊恼心，对自己、他人所做的一切善事善举发自内心地欢喜，此可弘扬正气，引人向善。

诊疗疾患过程中，医者以充足的正能量、喜悦心，给予自己及患者充分的决心和信心，共同协作克服艰难，治愈疾患。对于绝症、疑难症患者，亦不例外。患者病情趋好时，应不加吝啬，随喜赞叹，随喜功德，对于疾病的进一步治愈大有裨益。

三、舍己

排空自我，实无所得，这是智慧的体现。只有消除自我心、功利心，离欲不执着，方可充分发挥自己所长，得心应手，游刃有余。

在诊疗疾病过程中，一切以大爱出发，患者疾患的好转便是最大的成功喜悦，摆脱名利束缚，纵有再大困难，再多无常，也坦然安详。

四、精诚

（一）精

1. 精简，简而极致

大道至简，"为学日增，为道日减"，"真传一句话，假传万卷书"，以简为美，生活及治疗手段尽量精简，简而极致。真正的"畅气通络"医者需做到，"一时只专一事，一世只专一业"。武、医、禅日日练，天天修，周而复始，简单重复。

2. 精益求精，日益精进

医道为"至精至微之事"，需"博极医源，精勤不

第三章 峨嵋『畅气通络』之心法

065

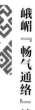

倦", 精益求精, 每日坚持进步, 精医道穷一生。

(二) 诚

心怀至诚, 全心全意为患者、为医道尽心尽力。心诚则灵, 持续简单而至诚之心, 可冲破一切艰难险阻, 了却无数病痛顽疾。

五、无为

遵循中道, 极度熟悉后, 而显现出来的如有神助, 无所不利, 自然和谐的心境与状态。

(一) 中道

中道即为自然平衡的中和之道, 其表现为避免极端, 守中衡, 与中医之道完全相合。"畅气通络"的目的在于使患者气血畅通, 阴阳平衡; 施治过程中更是柔和与渗透兼具, 火候把握, 恰到好处。

(二) 自然

《道德经》说: "人法地, 地法天, 天法道, 道法自然", 一切大道皆从自然中来。遵循自然法则, 则畅顺畅通, 长久不衰。"恬淡虚无, 真气从之; 精神内守, 病安从来", 与自然相合, 方可引天地正气达到体内, 天地阴阳之精微为我所用, 畅气通络医者在施治过程中呼吸、动作、语言皆自然而然, 患者身心自然放松, 经络气血自然畅通畅顺, 在舒适畅快中了却疾患。

(三) 熟练

极度的熟悉方可在艰难困阻中, 依然彰显自然。"畅气通络"疗法的每个取穴、动作、细节，都应在无数重复改进中，做到极度熟悉，故可在万变坏境下，诊疗过程依然能行云流水，游刃有余。

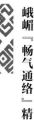

第四节

峨嵋"畅气通络"的心法修炼

"畅气通络"的心法修炼，亦是一种修道的过程。"道"不仅在"道场"中体现，更是一种生活方式，体现在日常生活的点点滴滴中。

一、观

观是细微观察、观测，是让身心正定，澄明的一种修炼方式。

（一）观自

1. 日常生活中

（1）观自己呼吸变化、行为举止：呼吸昼夜而不止，将注意力集中于一呼一吸，对自己每一动作，皆了然于胸，可让自身时时关注当下而保持神定。

（2）观自己情绪、心智：关注自身情绪、意念心智、观念，对它们在体内生起及消失的过程了了分明，忆持不忘，对保持心定神不乱大有裨益。

2. 诊治过程中

（1）观丹田呼吸、手法细微变动：时时意守丹田，呼吸有根有底，并保持自然；关注每个手法动作，细节精微，让动作与呼吸相合，方可心手合一，手随心运，为疗法精确精到的保证。

（2）观自己心念起伏：诊疗过程中或欢欣，或焦虑，或急躁，皆应了然于胸，方可保持心定不乱，按正常诊病思路施治。

（二）观他

1. 日常生活中，观身边事物

观察日出日落，花开花落，周而复始，感受生命当下。

2. 诊疗过程中，观患者言行举止

以望闻问切，观患者的言行举止，而知其病因病机，病患所在。

二、觉

觉是深入内心觉察、觉悟，并以行动去实证。

（一）觉自

觉醒自我自身的内心变化，时时内观自己内心，自我反省，排空杂念。

（二）觉他

日常生活中，通过察觉身边事物世间自然，深刻认识自然法则。诊治过程中，觉患者病因病机，领悟治病机要。

（三）觉行

1. 日常生活中

（1）以实践去检验法则：实践检验真知的途径，在检验中不断修正改进，并增强对自然法则的领悟及信守。

（2）以行动去帮助他人：觉在心中，行在脚下。常参加、组织慈善义诊、讲座，以实际行动帮助他人。

（3）以行动去提高疗法水平：行胜于言，切身行动，海纳百川，汲取他人精华为己用，并在实践中不断改进。

2. 诊治过程中

（1）针对患者病症采取最佳治疗方案：心无旁骛，以为患者提供最佳疗效与最好服务为原则，结合自己经验及所悟，为患者提供最佳诊疗方案。

（2）根据患者疗效反馈不断调整治疗方法：疾病是复杂的，学无止境，在诊治反馈中不断调整。

（3）不断改进选穴、力度火候的把握：每位患者都是独一无二的，需要全身心融入，不断精调精化。

三、五守

守，是以坚强蓬勃的意志，去坚守自身的信念原则。

（一）守心

1. 守纯净心、清静心

心无杂念，专心施治。涤除净尽心中杂染，洞察事物本质，了治疾患之根源，从根论治。

2. 守大爱心、无我心

守爱护一切众生、非暴力、及舍己的离欲不执着的心念。尽心施治，实无所得。不要有贪念心、杂念，行医不求回报。

（二）守身

1. 守衣装

身体洁净，衣装简洁得体。

2. 守举止

知礼节，无多余动作，举止得当。

3. 守身行

站如松，坐如钟，身正则气机畅通，正气禀然。

（三）守口

1. 守正语

不妄语、不窃议、不诽谤，不说负能量话，以正能量话语充分鼓舞鼓励，给予患者战胜病邪的强大信心。

2. 守诺言

不轻易承诺，但说到做到。这是诚信、守信的重要表现。

3. 缄默慎语

守患者隐私，不该说的不说；不知说什么最恰当时，应保持笑而不语。

（四）守时

守时，是一种自律、时间观念。

1. 守约定时刻

守约定承诺时间，不得迟到。

2. 守四时节律

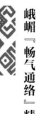

顺应四时节律，早上卯时（早上5—7点）起来练功，亥时（晚上9—11点）休息；什么时候该干什么，不得拖拉，无特殊情况不得打破。

3. 守时机步骤

在诊治过程，把握最佳时机。什么时候通哪里，顺序流程，该紧时紧，该松时松。

（五）守场

1. 守功法场

功法道场，常打扫，物品整齐归位，保持洁净。

2. 守疗法场

疗法道场，毛巾床单整洁有致，整洁大方，充分给予患者温馨温暖。

3. 守居处场

身所处，处处为道场，日月年年皆锦绣，河山处处是家乡。修炼之处就为道场。

第四章 峨嵋『畅气通络』之手法

峨嵋『畅气通络』以中医经络为基础，『无医精而不可为用』。

『医者意也』，《后汉书·郭玉传》曰：『医之为言意也，腠理至微，随气用巧……神存于心手之际，可得解而不可得言也。』『畅气通络』手法要求做到：心手合一，触知病机，以指代针，以掌代灸，以气通络，轻而不浮、重而不痛，不重而重、不动而动。

『畅气通络』基础手法有二十余种，可归为四类：一是『以指点为主』的手法，包括气点法、气抓法、气端法等；二是『以掌擦为主』的手法，包括气摩法、气擦法等；三是『掌指合用』的手法，包括气揉法、气推法等；四是『瞬间发力』的手法，包括气拉法、气敲法等。

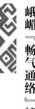

第一节
峨嵋"畅气通络"手法内涵

一、以手为镜

心如明镜，心手合一；触知病机，巧治内生。

《丹溪心传》云："有诸内者，必形诸外。"医者心如明镜般透亮澄明，用心以手去触摸患者皮肉筋脉骨节，即知患者病情及病机所在，并采用相应的治法、把握恰当的火候。

正如《医宗金鉴·手法总论》曰："虽在肉里，以手扪之，自悉其情……一旦临证，机触于外，巧生于内……盖正骨者，须心明手巧，既知其病情，复善用夫手法，然后治自多效。"

二、以指代针

指点如针刺般，渗透表层，直达病所。

医者以意带气，集中于指尖，揉点穴位及患处，强大的渗透力犹如针刺般，瞬间穿透表皮筋肉，直达病所。

三、以掌代灸

掌擦如艾灸般，温透经脉，濡养脏腑。

医者以意带气，集中于掌心，快速往返摩擦患处肌肤，强大的温透力如艾灸般，迅速穿透大片表层肌肤，温濡深层经脉脏腑。

四、以气通络

意气相合，激发经气；气行血行，畅通经络。

医者气聚丹田，以意带气，以气带动手，心持至柔，洞察细微，待机而发，持续渗透，绵绵不绝，静候、激发患者经气，气行血行，畅通经络。

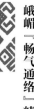

第二节
峨嵋"畅气通络"手法特点

　　《医宗金鉴·正骨心法要旨》曰："法之所施,使患者不知其苦,方称为手法也。"

　　峨嵋"畅气通络"手法施术时,要求医者做到定、松、稳——"足掌抓地,气沉丹田"而气定神闲;"心无杂念,一心施术"而自然放松;"以意带气,阴阳相合"而沉稳持久。从而心持"至柔",虚静以待,心境空明宁静,谨察患者气血细微变动,施术力度柔和绵绵不绝,以起痼疾沉疴。峨嵋"畅气通络"手法柔和而透达,具有"轻而不浮""重而不痛""不重而重""不动而动"的特点。

一、轻而不浮

　　看似动作柔和、轻柔,实为力度连绵不绝、逐步渗透。"轻而不浮",意指手法力度柔和、绵绵不绝,使经气不停留于表面,缓缓而逐层深入渗透。如《灵枢·九针十二原》

对"得气"的描述："刺之要，气至而有效，效之信，若风之吹云，明乎若见苍天，刺之道毕矣。"

二、重而不痛

看似动作大、手法重，实为沉稳渗透，火候恰到好处，患者并不感觉疼痛。这是峨嵋武术"柔里寓刚""直指要害"特性为指导的发力方法，需对峨嵋武术哲学有较高的领悟，并长期实践方可做到。

三、不重而重

看似力度不重，其实持久渗透。点按某些经穴时，以意带气，持久渗透，看似力度轻柔，可引起较强的酸麻重涨感，犹如"四两拨千斤"，畅快自然，安全有效。

四、不动而动

点穴时，手法不动，但患者的经络气血在通畅。手法点按经穴时，看似不动，实则静以待气，意气相合，以意带气，可引发较强的经气流动传导现象。"不动"为静，《道德经》曰："守静者，地之道也……地之道若不守静，以至于至笃至实。"静方可更好待气、补气、行气。

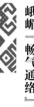

第三节
峨嵋"畅气通络"基础手法

一、以指点为主的手法

（一）气点法

1. 拇指气点法

【方法】以意带气，集中于拇指指腹，点按于穴位或经络瘀结处，持续5秒以上。

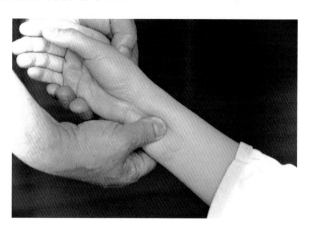

【**要点**】拇指外其余四指与掌心可贴附于旁作为支点，使力更稳定易控。力矩方向要垂直，用力要由轻到重，稳定而持续，使功力透达到机体深处。久病重病、瘀结严重处可适当延长气点时间。肌肉肥胖处可"以肘代指"，但用力不宜过猛。

【**部位**】重点穴位，经络气血瘀结处。

【**疗效**】补益气血，畅通经脉。

【**附**】缺盆气点法：以意带气，集中于拇指指腹，置于缺盆穴，其余四指与掌心自然贴放于颈项部或肩部；拇指指腹逐渐贯气于缺盆穴，由轻而重，稳定渗透持续40秒以上。患者可自觉上肢麻重，经气直通手指末梢。

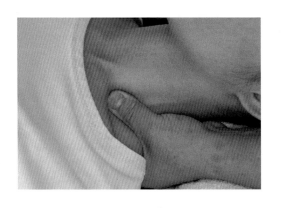

2. 三指（食、中、无名指）气点法

【**方法**】以意带气，集中于三指（食、中、无名指）指腹，点按于穴位或经络瘀结处，持续5秒以上。

【**要点**】三指气点法适用于范围较大的穴区；按压时力矩方向要垂直，用力要由轻到重，稳定而持续，使功力透达

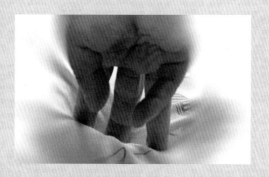

到机体深处。久病重病、瘀结严重处可适当延长气点时间。

【部位】颈部、腹部穴区及经络气血瘀结处。

【疗效】补益气血，畅通经脉。

3. 肘部气点法

【方法】以意带气，集中于肘部，点按于穴位或经络瘀结处，持续5秒以上。

【要点】肘部力量峻猛，适用于肌肉丰厚处穴区及身强体壮的患者；以肘气点应十分小心控制力度与力点，力度要柔和，稳定而渗透。非必要时莫用肘尖直接作用于患处。久病重病、瘀结严重处可适当延长气点时间。

【部位】腰髋部、大腿经络气血瘀结处。

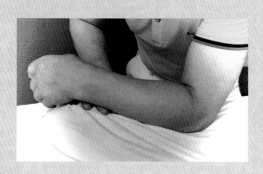

【疗效】加强刺激，畅通经脉。

【注意】气点法多与气揉法一起连用，"先揉后点，点通后再揉"。

（二）气抓法

1. 头部气抓法（又名虎爪劲）

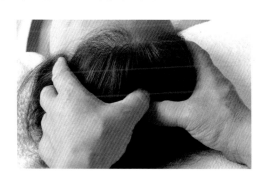

【方法】以意带气，集中于十指指腹，拇指指腹置于头部正中督脉，其余指腹对称分布于两侧头部，抓按经穴，每穴区稳定持续5秒以上。

【要点】拇指应固守中线，否则影响临床疗效。以指腹着力，力度渐进稳定，着力点莫移动，否则头部会产生疼痛不适。

【部位】头部（督脉、膀胱经、胆经穴）区。

【疗效】通阳化气，镇静安神。

2. 肩井气抓法

【方法】以意带气，集中于拇指及食、中指指腹（拇指置于肩井阳面，食、中指置于肩井阴面），抓捏肩井并上提，每次持续4秒左右。

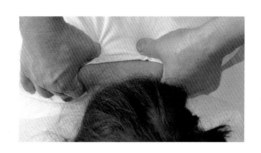

【要点】抓捏肩井力度应柔和渗透，稳定持续停顿后再上提。

【部位】颈椎棘突至肩部斜方肌。

【疗效】畅通气血，升阳补气。

3. 腰椎气抓法

【方法】以意带气，集中于拇指及食、中指指腹，分别置于腰椎棘突两旁，抓牢稳定渗透后，来回摆动腰椎。每部位持续5秒左右。

【要点】手指功力需修炼到较高水平才能很好地完成这个手法。摆动腰椎前应抓牢棘突，稳定渗透；摆动腰椎时应自然、大气，适当加大摆动幅度。

【部位】腰椎$L_2 \sim L_4$棘突。

【疗效】疏通气血，稳定椎间关节。

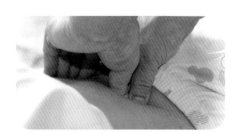

（三）气端法

1. 端法（仰卧位）

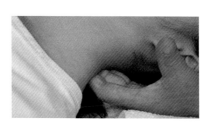

【方法】去枕，嘱患者颈项放松平卧。医者掌心向上，以意带气，集中于双手食、中、无名指腹，对称置于项后两侧竖脊肌，用力向上平稳端起颈项，并左右摆动。每部位持续5秒左右。

【要点】患者颈项要自然放松，医者向上端起颈项时需稳定持续，以患者头部稍脱离床面为度。左右摆动项部时，需平稳自然。

【部位】颈椎C_6~C_2棘突两侧竖脊肌。

【疗效】调整曲度，舒筋活络，稳定椎间小关节。

2. 端法（坐位）

【方法】嘱患者端坐，腰部挺直，目视前方。医者站于患者背后，掌心向上，以意带气，集中于大、小鱼际，小鱼际紧贴患者下颌骨下缘，拇指根部顶住下颌角，拇指指腹贴住中耳乳突；足跟抓地，气沉丹田，垂直向上持久端稳头部，适当左右缓慢转动。持续约45秒。最后缓慢收力，让头部回复原位。

【要点】以拇指根部为主要发力部位，力度要平稳持久。收力时要缓慢，切勿过急。

【部位】下颌骨下缘—下颌角—乳突。

【疗效】减少组织压迫，稳定椎间小关节。

二、以掌摩擦为主的手法

（一）气摩法

【方法】以意带气，集中于掌心掌指，置于躯体表面，轻柔缓慢地环旋移动。每次环旋持续约3秒，循环反复。另一手掌指可叠于掌背，增强渗透力。

【要点】环旋时要轻柔，但力度要渗透而不浮于表面。

【部位】胸腹或背部、胸胁表面。

【疗效】温濡肌肤，舒畅气机。

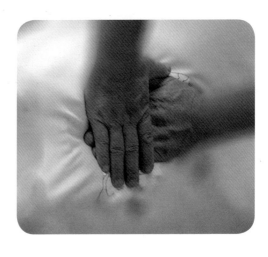

（二）气擦法

1. 单掌气擦法

【方法】以意带气，集中于单手掌心掌根，在体表做快速而渗透的直线往返摩擦运动，每秒往返摩擦2次以上。

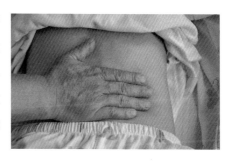

【要点】要以掌心掌根为接触面，动作轻快而渗透，以局部经脉温热感，但无任何痛楚及破损为宜。

【部位】腰背、四肢及关节窝。

【疗效】温通气血，濡养经脉。

2. 双掌气擦法

【方法】以意带气，集中于双手掌心掌根，以掌心贴于肢体关节两边，做快速而渗透的交替往返摩擦运动，每秒往返摩擦3次以上。

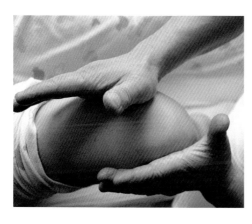

【要点】要以掌心掌根为接触面，两掌一前一后，交替摩擦运动，动作轻快而渗透，以关节有温热感，但无任何痛楚及破损为宜。

【部位】肩、肘、腕、膝、踝关节。

【疗效】温通气血，濡养关节。

三、掌指合用的手法（揉、推、抱）

（一）气揉法

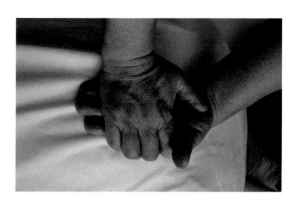

1. 叠掌气揉法

【方法】两掌心相握，以意带气，集中于下掌的小鱼际与掌背，贴放于经脉瘀结处，上掌沉稳用力作用于下掌，使下掌作环旋揉动，约0.8秒一圈，每部位揉4圈以上，再循经移动。

【要点】下掌放松，以下掌小鱼际与掌背为作用点；上掌用力宜沉稳柔和，富有节奏；循经移动时，应由内到外，由上而下，距离不能过大，始终要保持连续感。

【部位】背部督脉、膀胱经。

【疗效】解表升阳，畅通气血。

叠掌气揉法在"畅气通络"中运用十分广泛，常用在

"叠掌气推法"之后，先气推后气揉，可快速疏通督脉、膀胱经，解一身之表，振奋一身之阳气。

2. 拇指气揉法

【方法】以意带气，集中于拇指指腹，置于穴位或经络瘀结处，定点作环旋揉动，约1秒两圈，每部位揉4圈以上，再循经移动换另一定点。

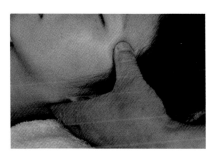

【要点】其余四指与掌心可依附于旁作为支点，使力度更稳定易控。环旋揉动时，拇指指腹定点不可移动。

【部位】重点穴位，经络气血瘀结处。

【疗效】通瘀散结，畅通气血。

3. 三指（食指、中指、无名指）气揉法

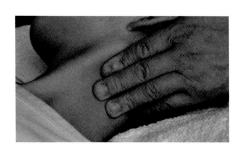

【方法】以意带气，集中于三指（食指、中指、无名指）指腹，置于穴位或经络瘀结处，以肘带动三指，定点作环旋揉动，约1秒两圈，每部位揉4圈以上，再循经移动换另一定点。

【要点】以肘部转动带动三指环旋揉动，力度更沉稳渗透。环旋揉动时，三指指腹定点不可移动。

【部位】颈项、胸胁及腹部经络气血瘀结处。

【疗效】通瘀畅气，宽胸理结。

【注意】气点法多与气揉法一起连用，"先揉后点，点后再揉"。

（二）气推法

1. 单掌气推法

【方法】以意带气，集中于一手掌根及掌心，掌心贴放于患者经脉一端，循经脉方向做直线推动，速度约15厘米/秒。

【要点】着力点以掌根及掌心为主，力度渗透持续，速度均匀。

【部位】背部督脉、膀胱经。

【疗效】解表通阳，升阳化气。

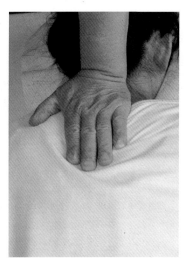

2. 叠掌气推法

患者俯卧位，医者以意带气，集中于左手（左撇子用右手）掌根及掌心，右手掌心贴握于左手掌背，从患者肩、项部开始，向下依次气推督脉及左右膀胱经，力度沉稳渗透，速度均匀。

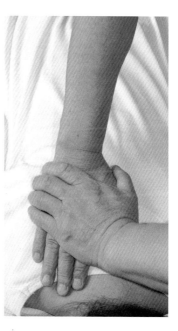

叠掌气推法常作为"畅气通络"手法第一个动作，可迅速振奋患者阳气，解表通阳。其与叠掌气揉法联用，先气推后气揉，疗效甚佳。

3. 双掌分推法

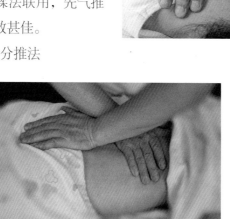

【方法】以意带气，集中于双手掌根，两掌交叉分别贴放于患者腰椎L₁棘突及骶骨正中，逐渐向两端施以分力，使患者腰椎间隙分离，稳住持续30秒以上，然后逐渐减力回复

正常。

【要点】此手法为六通拳中金刀掌演化而来，需较大功力才能顺利完成。整个过程以双手掌根着力，着力点不移动，加力减力需渐进渐退，切忌突然动作；"持续稳住"时力度尽量保持均衡不变。

【部位】腰椎$L_1 \sim L_5$间隙。

【疗效】调整腰椎间隙，畅通腰部经络。

4. 双拇指气推法

【方法】以意带气，集中于双手拇指指腹，对称贴放于面部靠近中线的某一穴位，对称沿骨骼或肌肉走向施以分力，速度约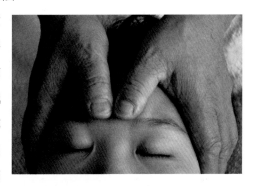3厘米/秒，按实际需要循环反复数次。

【要点】面部穴区较为敏感，故施力宜柔和而渗透，莫以指尖代替指腹；分推速度宜均匀。

【部位】面部穴区。

【疗效】通窍醒神，畅通阳气。

（三）气抱法

【方法】以意带气，集中于双手掌心与掌指，以掌心贴紧肢体，拇指与其余四指合力而抱，停留数秒，再缓缓松开。

【要点】双手要紧贴患者肢体，抱力渗透而沉稳。抱时缓缓加力，松时慢慢减力，以让患者机体充分适应吸收能量，组织得到充分濡养。

【部位】上肢、下肢。

【疗效】补益气血，濡养经脉。

【附】上臂气抱法：气抱上臂时，停留时间可延长至数十秒，再缓缓放开，患者可觉一股气血暖流直通手指末梢。

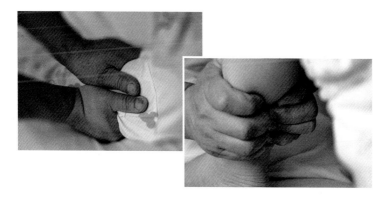

四、瞬间发力的手法

（一）气拉法

1. 颈部气拉法

【方法】患者仰卧位，嘱患者充分放松；医者气聚丹田，足掌抓地，腰部挺直，以意带气，集中于双手掌心，一手掌心贴放于项部托住后头部，另一手掌心轻触于下颌，两掌瞬间向后发力，将颈、胸、腰椎间小关节全部调整复位。

【要点】此法被喻为"中华第一拉"，安全而疗效佳，需较好的功法修炼方可完成。实施气拉法之前，患者颈腰气血要充分疏通。实施气拉法时医者、患者皆要充分放松，医者足掌抓地，气沉丹田，腰胸挺直，瞬间发力，如功法中所说的"寸劲"。气拉法

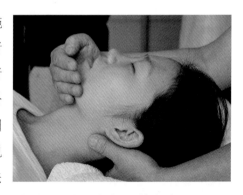

完后，嘱患者放松平卧2分钟，让气血慢慢濡养全身。

【部位】颈、胸、腰椎间小关节。

【疗效】瞬间整复椎间小关节，畅通全身气血。

2. 十指气拉法

【方法】患者仰卧位，嘱患者上肢充分放松，医者以意带气，集中于中指与食指、无名指。医者中指（近端指间关节阴面）紧扣患者一手指（近端指间关节阴面），食指、无名指于该手指阳面顺势捏紧，瞬间向外发力，可听见指间关节被拉开的"啪"的一声。依次气拉患者十指。

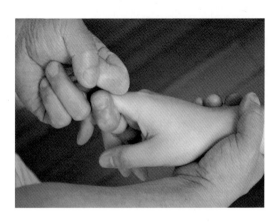

【要点】气拉前要充分疏通患者手指经络。医者中指要与被拉手指相互紧扣，患者上肢要充分放松，瞬间发力前可稍摇动手指，以抓住最佳的气拉时机。

【部位】十指掌指关机及近端指间关节。

【疗效】瞬间拉通末梢气血，促进阴阳气血相交。

3. 十趾气拉法

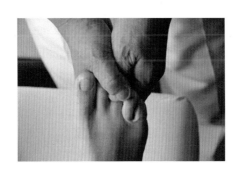

【方法】患者仰卧位，嘱患者下肢充分放松，医者以意带气，集中于一手拇指与食指，捏住患者一足趾近端趾间关节（拇指捏阳面，食指捏阴面），稍摇动足趾，找准时机，另一手拇指与食指迅速环握紧捏（拇指与拇指、食指与食指相捏），瞬间向斜上方发力，可听见趾间关节被拉开的"啪"的一声。依次气拉患者十趾。

【要点】气拉前要充分疏通患者足趾关节经络。医者中指要与被拉手指相互紧扣，患者下肢要充分放松，瞬间发力前可稍摇动足趾，以抓住最佳的气拉时机。

【部位】近端趾间关节。

【疗效】瞬间拉通末梢气血，促进阴阳气血相交。

4. 肩关节气拉法

【方法】患者仰卧位或端坐位，医者以意带气，集中于双手掌心，合抱患者一手掌心（让患者掌心垂直朝内），嘱患者充分放松，以肩关节为支点，向内外分别环摇数圈，（患者掌心靠近大腿时）瞬间向指尖方向发力气拉肩、肘关节，可听到被拉开的"啪"的一声。再气拉另一肩关节。

【要点】气拉前要充分疏通患者上肢经络。患者充分放松，其掌心垂直朝内，靠近大腿时瞬间气拉可更加安全有效。

【部位】肘、肩关节。

【疗效】滑利肩关节，瞬间拉通上肢气血。

5. 髋关节气拉法

【方法】患者仰卧位，医者以意带气，集中于双手掌心，合抱患者一足足掌（贴附于踝关节下缘，一掌抱住足跟，一掌抱住足背），嘱患者充分放松，以髋关节为支点，瞬间向足底方向发力气拉髋、膝关节，可听到被拉开的"啪"的一声。再气拉另一髋关节。

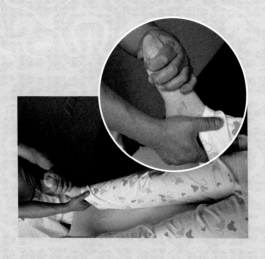

【要点】气拉前要充分疏通患者下肢经络。医者站立于患者足底正对方向，双掌瞬间同时发力气拉更加安全有效。

【部位】髋、膝关节。

【疗效】滑利髋关节，瞬间畅通下肢气血。

（二）气敲法

敲是敲击、敲拍之意，气敲法包括空心捶气敲法、空心掌气敲法及掌棱气敲法。

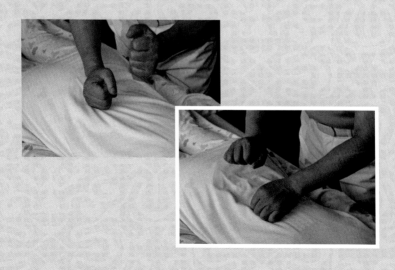

1. 空心捶气敲法（又称气敲法）

【方法】医者双手自然握空心捶，以意带气，集中于双手小鱼际，短促而富有弹性地捶击患者气血瘀积之处，两手力度柔和渗透，迅速有节奏地交替捶击，频率4次/秒以上。

【要点】此为气敲法中力度最猛的一种，适应于青壮年及气血瘀积明显之处。医者握空心捶，以小鱼际下缘为着力点，力度短促、柔和渗透，切勿蛮力。

【部位】背部督脉、膀胱经；肩、髋、膝关节。

【疗效】振奋阳气，祛瘀通络。

2. 空心掌气敲法（又称气拍法）

【方法】医者双手自然握空心掌，以意带气，集中于双手掌，短促而富有弹性地拍打患者气血瘀积之处，两掌力度柔和渗透，迅速有节奏地交替捶击，频率4次/秒以上。

【要点】此为气敲法中力度最轻、范围较广的一种，适应于老年体弱患者及气血瘀积部位较广之处。医者握空心掌，以掌缘四周为着力点，力度短促、柔和渗透，切勿蛮力。

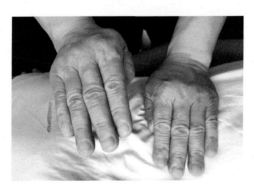

【部位】背部督脉、膀胱经。

【疗效】振奋阳气，祛表通络。

3. 掌棱气敲法

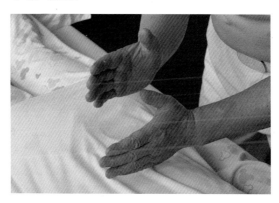

【方法】医者拇指内扣，双掌自然带曲度外伸，以意带气，集中于双掌小鱼际，短促而富有弹性地敲击患者气血瘀积之处，两掌力度柔和渗透，迅速有节奏地交替捶击，频率4次/秒以上。

【要点】此为气敲法中以线状敲击的手法，适应于循经气血瘀积之处。医者双掌小鱼际下棱为着力点，力度短促、柔和渗透，切勿蛮力。

【部位】腰部督脉、膀胱经。

【疗效】振奋阳气，循经通络。

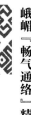

第四节

峨嵋"畅气通络"常用经穴与手法操作

一、头面部经穴与常用手法

穴名	所属经络	定位	功效及主治	常用手法
印堂	督脉	两眉毛内侧端中间的凹陷处	神志异常，鼻病，头痛，眩晕等	气点法、气揉法、十指气抓法、拇指气推法
上星	督脉	头部，当前发际正中直上1寸	头痛，眩晕，目赤肿痛，迎风流泪，面赤肿，鼻渊，鼻炎等	气点法、气揉法、十指气抓法
太阳	经外奇穴	颞部，眉梢与目外眦之间，向后约一横指的凹陷处	头痛，偏头痛，眼睛疲劳，牙痛等	气点法、气揉法
百会	督脉	后发际正中上7寸，当两耳尖直上，头顶正中	头痛，目眩，鼻塞，耳鸣，中风，失语，脱肛，久泻久痢等	气点法、气揉法、十指气抓法
迎香	手阳明大肠经	鼻翼外缘中点旁，当鼻唇沟中	鼻塞，鼻衄，口眼歪斜等	气点法、气揉法
四白	足阳明胃经	面部，瞳孔直下，当眶下孔凹陷处	目赤痛痒，目翳，眼睑䑏动，口眼歪斜等	气点法、气揉法
听宫	手太阳小肠经	面部，耳屏前，下颌骨髁状突的后方，张口时呈凹陷处	耳鸣，耳聋，聤耳，牙痛，三叉神经痛等	气点法、气揉法

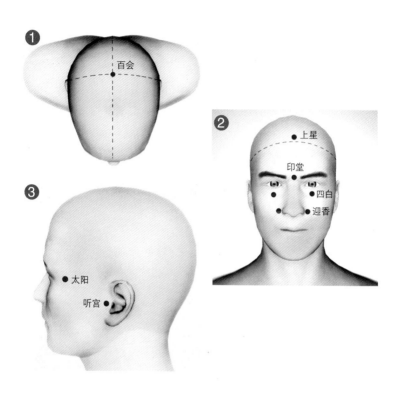

二、颈项部经穴与常用手法

穴名	所属经络	定位	功效及主治	常用手法
风池	足少阳胆经	当枕骨之下，与风府穴相平，胸锁乳突肌与斜方肌上端之间的凹陷处	头痛，目疾，颈痛，落枕，失眠等	气点法、气揉法、十指气抓法
风府	督脉	颈部，当后发际正中直上1寸，枕外隆突直下，两斜方肌之间的凹陷处	头痛，项强，眩晕，咽喉肿痛，失音，癫狂，中风	气点法、气揉法、十指气抓法
大椎	督脉	第7颈椎棘突下凹陷中	热病，咳喘，项强，肩背痛，腰脊强，五劳虚损，七伤乏力等	气点法、气揉法、气敲法

（续表）

穴名	所属经络	定位	功效及主治	常用手法
大杼	足太阳膀胱经	脊柱区，第1胸椎棘突下，后正中线旁开1.5寸	发热，肩胛背酸痛，颈项痛等	气点法、气揉法、气敲法
肩井	足少阳胆经	大椎与肩峰端连线的中点上，前直对乳中	肩背痹痛，上肢不遂，颈项强痛，瘰疬，乳痛等	气点法、气揉法、气敲法
缺盆	足阳明胃经	锁骨上窝中央，距前正中线4寸	咳嗽，气喘，咽喉肿痛，瘰疬等	气点法、气揉法

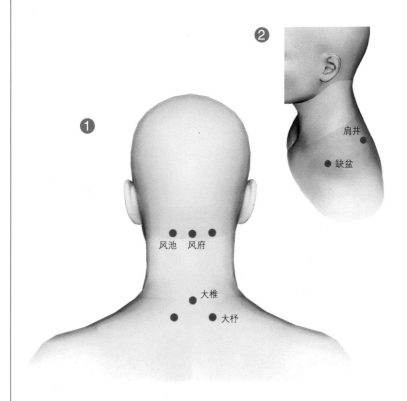

三、腰背部经穴与常用手法

穴名	所属经络	定位	功效及主治	常用手法
命门	督脉	第2、第3腰椎棘突间	虚损腰痛,遗尿,泄泻,遗精,阳痿,早泄,胃下垂,前列腺炎,肾功能低下等	气点法、气揉法、气推法、气擦法、气敲法
肾俞	足太阳膀胱经	第2腰椎棘突旁开1.5寸处	遗尿,遗精,阳痿,月经不调,水肿,耳鸣,耳聋,腰痛等	气点法、气揉法、气推法、气擦法、气敲法
腰阳关	督脉	后正中线上,第4腰椎棘突下凹陷中取之,约与髂嵴相平	腰骶疼痛,下肢痿痹,月经不调,遗精,阳痿,便血,腰骶神经痛,坐骨神经痛等	气点法、气揉法、气擦法、气推法、气敲法

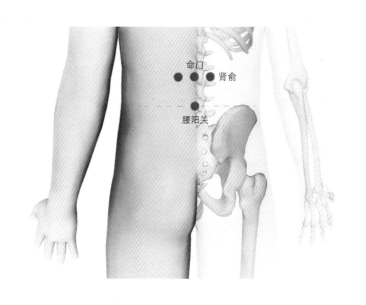

四、胸腹部经穴与常用手法

穴名	所属经络	定位	功效及主治	常用手法
膻中	任脉	前正中线上，两乳头连线的中点	胸部疼痛，腹部疼痛，心悸，呼吸困难，咳嗽，乳腺炎，缺乳症等	气点法、气揉法、气摩法
中脘	任脉	上腹部，前正中线上，当脐中上4寸	胃病，失眠，腑病等	气点法、气揉法、气摩法
天枢	足阳明胃经	脐中旁开2寸	腹痛，腹胀，便秘，腹泻，月经不调，痛经等	气点法、气揉法、气摩法
关元	任脉	下腹部，前正中线上，当脐中下三寸	热虚脱乏力，元气虚损，腹痛，泄泻，痢疾，脱肛等	气点法、气揉法、气摩法、掌推法
气海	任脉	下腹部，前正中线上，当脐中下1.5寸	虚脱乏力，水谷不化，腹泻，痢疾，遗尿，遗精，阳痿，疝气，月经不调等	气点法、气揉法、气摩法、掌推法

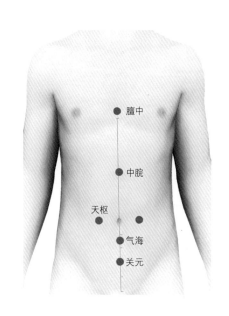

五、上肢部经穴与常用手法

穴名	所属经络	定位	功效及主治	常用手法
肩髃	手阳明大肠经	肩峰前下方,当肩峰与肱骨大结节之间凹陷处	肩臂痛,半身不遂,手臂挛痛,手背红肿等	气点法、气揉法、气敲法、气擦法
极泉	手少阴心经	腋窝顶点,腋动脉搏动处	心痛,咽干烦渴,胁肋疼痛,瘰疬,肩臂疼痛等	气点法、气揉法
尺泽	手太阴肺经	肘横纹中,肱二头肌腱桡侧凹陷处,微屈肘取穴	咳嗽,气喘,咯血,咽喉肿痛,肘臂挛痛等	气点法、气揉法、气抱法
合谷	手阳明大肠经	手背,第1、2掌骨间,当第二掌骨桡侧的中点处	发热,头痛,目赤肿痛,鼻衄,咽喉肿痛,齿痛,耳聋,口眼歪斜等	气点法、气揉法
内关	手厥阴心包经	前臂掌侧,当曲泽与大陵的连线上,腕横纹上2寸,掌长肌腱与桡侧腕屈肌腱之间	心痛,心悸,胃痛,呕吐,失眠,上肢痹痛等	气点法、气揉法
劳宫	手厥阴心包经	手掌心,当第2、3掌骨之间偏于第3掌骨,握拳屈指时中指尖处	呕吐,心痛,口舌生疮等	气点法、气揉法

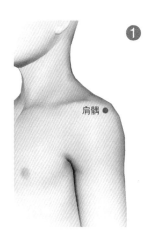

❶

肩髃

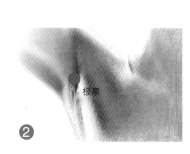

❷

极泉

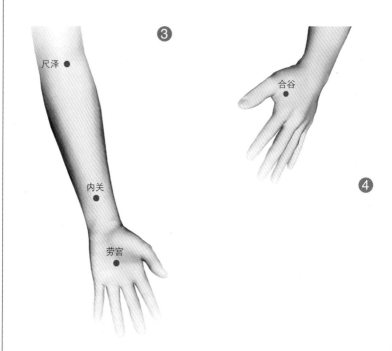

六、下肢部经穴与常用手法

穴名	所属经络	定位	功效及主治	常用手法
承扶	足太阳膀胱经	大腿后部,臀部横纹线的中央下方	腰骶臀股疼痛,痔疾等	气点法、气揉法、气擦法
委中	足太阳膀胱经	腘横纹中点	坐骨神经痛,小腿疲劳,脖子酸痛,腰部疼痛,臀部疼痛,膝盖疼痛等	气点法、气揉法、气摩法、气抱法、气擦法
委阳	足太阳膀胱经	膝部,腘横纹上,肱二头肌腱的内侧	腹满,小便不利,腰脊强痛,腿足挛痛等	气点法、气揉法、气摩法、气抱法、气擦法
曲泉	足厥阴肝经	屈膝,当膝内侧横纹头上方,半腱肌、半膜肌止端的前缘凹陷处	月经不调,痛经,遗精,阳痿,膝膑肿痛,下肢痿痹等	气点法、气揉法、气敲法、气擦法

穴名	所属经络	定位	功效及主治	常用手法
阴谷	足少阴肾经	腘窝内侧，屈膝时，当半腱肌肌腱与半膜肌肌腱之间	阳痿，月经不调，膝股内侧痛等疾病等	气点法、气揉法、气敲法、气擦法
足三里	足阳明胃经	小腿外侧，犊鼻下3寸，犊鼻与解溪连线上	胃肠病证，下肢痿痹，神志病，外科疾患，虚劳诸证等	气点法、气揉法、气擦法
三阴交	足太阴脾经	内踝尖直上三寸，胫骨后缘	心悸，失眠，高血压，湿疹，水肿，阴虚诸证	气点法、气揉法
申脉	足太阳膀胱经	外踝直下方凹陷中，在腓骨长短肌腱上缘	头痛，眩晕，失眠，腰腿酸痛等	气点法、气揉法
照海	足少阴肾经	足内侧，内踝尖下方凹陷处	咽喉干燥，目赤肿痛，月经不调，小便频数，不寐等	气点法、气揉法
太冲	足厥阴肝经	足背侧，第一、二跖骨结合部之前凹陷处	头痛，眩晕，目赤肿痛，中风，黄疸，胁痛，月经不调，遗尿，下肢痿痹，足跗肿痛等	气点法、气揉法
涌泉	足少阴肾经	足底部，蜷足时足前部凹陷处，约当足底第2、3跖趾缝纹头端与足跟连线的前1/3与后2/3交点上	引火归源，主治咳喘，便秘，小便不利等	气点法、气揉法、气擦法

第四章 峨嵋『畅气通络』之手法

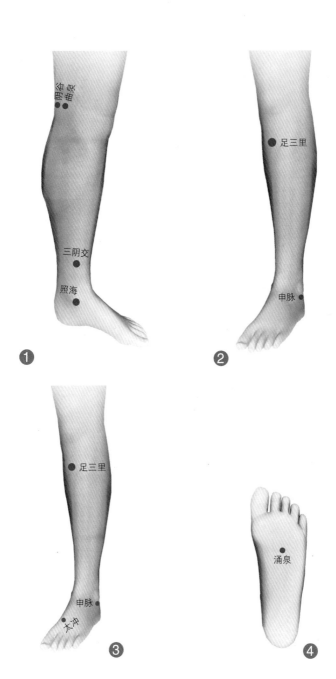

第五节
峨嵋"畅气通络"各部位的手法操作

一、头面部的手法操作

（一）前额部

1. 拇指气推中线

以拇指气推法，气推眉心至神庭，平稳而渗透，重复4次，每次用时约3秒。

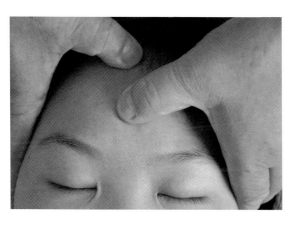

第四章　峨嵋「畅气通络」之手法

2. 揉点印堂、上星

拇指气揉法、气点法相结合，"先揉后点，点后再揉"，分别点揉印堂、上星穴，每穴持续约1分钟。

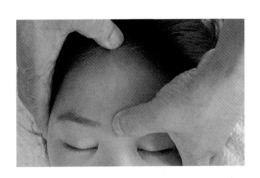

（二）侧头部

1. 揉点太阳穴

拇指气揉法、气点法相结合，"先揉后点，点后再揉"，两拇指共同点揉双侧太阳穴，力度柔和，持续渗透，持续约1分钟。

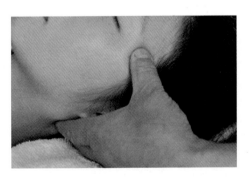

2. 揉点耳前至太阳区域

医者触诊耳尖上2厘米至太阳穴区域，找到气血瘀积点，以拇指或三指气揉法、气点法相结合，"先揉后点，点后再揉"，疏通瘀积点气血，每瘀积点约点揉1分钟。可与头部气抓法联用，与头顶督脉共同疏通，效果更佳。

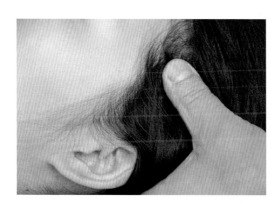

（三）头顶部及后枕部

1. 气抓头顶督脉

以头部气抓法疏通头部气血：两拇指抓按头顶及后枕督脉经穴，其余指腹对称分布于两侧头部，抓按经穴，每穴区稳定持续5秒以上。

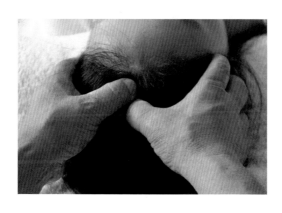

2. 点揉百会

拇指气揉法、气点法相结合，点揉百会穴10秒以上。

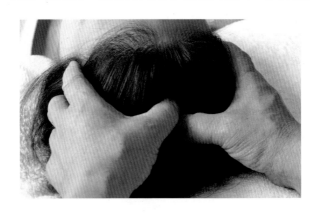

（四）五官部

1. 双拇指分推眼框、颧弓、下颌骨

以双拇指气推法，从中线始向外分别对称分推上眼眶、下眼眶、颧弓、下颌骨，柔和而渗透，每部位分推两次，每次分推约用时4秒。

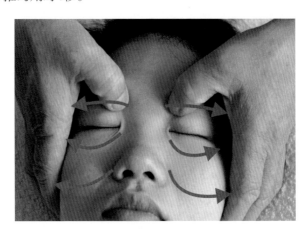

2. 揉点攒竹、四白、迎香、人中、承浆

拇指气揉法、气点法相结合，分别对称点揉攒竹、四白、迎香、仲、承浆穴，轻柔而渗透，每穴持续约10秒，因面部皮肤娇嫩敏感，故应以指腹轻柔点按，切勿蛮力。

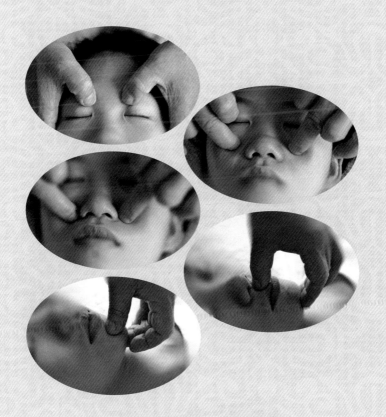

3. 气揉耳郭，气点听宫

以拇指与食指中节轻捏耳郭，对称以拇指气揉法从上而下轻揉耳郭，使耳郭温通为佳。以【拇指气点法】同时点按双侧听宫穴，顺势将耳屏推内闭合耳孔，持续约10秒钟，突然同时迅速放开，可使患者瞬间耳目一新。

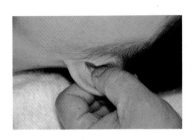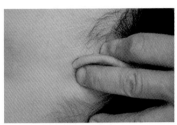

二、颈肩部的手法操作

（一）颈部

1. 揉点督脉、膀胱经

拇指气揉法、气点法相结合，分别揉点督脉、膀胱经第一侧线、膀胱经第二侧线，其余四指自然微贴抓于颈项，以增加稳定性与精准度，发现气血瘀积明显处需重点

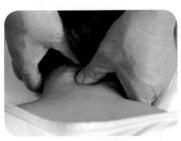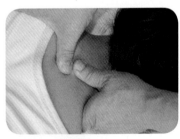

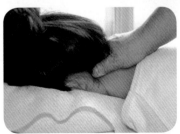

疏通。

　　双手三指气揉法，交替揉点颈项两侧膀胱经经穴，进一步疏通气血。

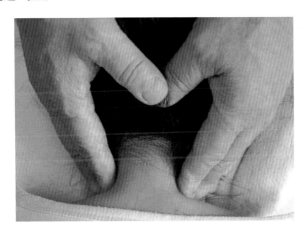

　　2. 揉点风池、风府

　　拇指气揉法、气点法相结合，分别揉点风池、风府穴，每穴持续10秒以上。其余四指自然微贴抓于颈项或后枕部，使力度更持续稳定。重点刺激时，可两拇指一起合力点一穴，但始终应注意渐进渗透，切勿蛮力。

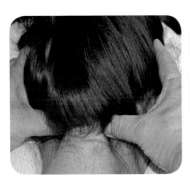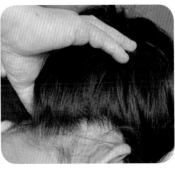

3. 端摇颈项

去枕，平卧为位，医者掌心向上，以气端法端起颈项左右摆动，并平稳移动，调整颈椎生理曲度，稳定椎间小关节。

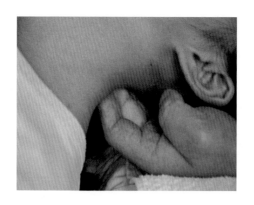

（二）前颈部

1. 揉点颈前胸锁乳突肌附近穴区

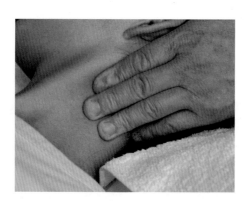

三指气揉法、气点法相结合，从下而上，从后而前，揉点胸锁乳突肌附近穴区，每侧持续疏通30秒以上，发现气血

瘀积明显处需重点疏通。

2. 揉点缺盆

拇指气揉法、气点法相结合，分别揉点双侧缺盆穴，由轻而重，稳住持久贯气渗透。患者可自觉上肢麻重，经气直通手指末梢。每侧持续40秒以上。

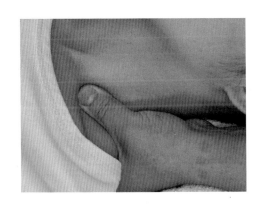

3. 瞬间气拉颈项

患者仰卧位，颈腰气血充分疏通后，医者运用颈部气拉法瞬间气拉颈项。医者必须足掌抓地，气聚丹田，瞬间寸劲发力。

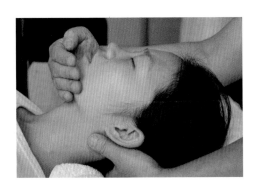

（三）肩井部

1. 掌背气揉肩井

以掌背气揉法从大椎开始，分别揉滚两侧肩井，力度沉稳渗透，每侧揉滚30秒以上。

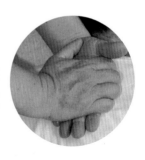

2. 抓捏肩井

以肩井气抓法从内而外同时抓捏两侧肩井，力度渐进减退，力度渗透而不痛，气抓3次以上，每次气抓约4秒。

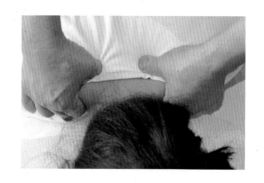

3. 揉点大椎、大杼

拇指气揉法、气点法相结合，两手同时分别揉点大椎及两侧大杼穴，持久渗透，每穴持续10秒以上。

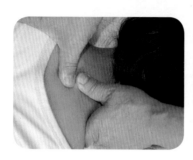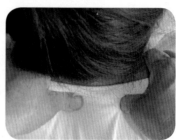

4. 肘点肩井

以气肘法，持续渗透点揉肩井瘀结处，每次持续15秒以上，适用于瘀结深厚、久聚不散时，注意控制力度，年老体衰患者慎用。

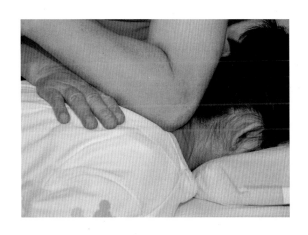

5. 敲捶肩井

以气敲法从大椎开始，分别敲捶至两侧肩关节，力度短促而渗透，频率4次/秒以上。每边敲捶30秒以上。

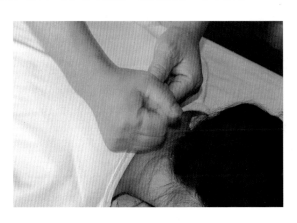

三、腰背部的手法操作

（一）背部

因胸廓不能过重受力，故手法力度应尽量柔和渗透。

1. 揉滚背部督脉、膀胱经

以掌背气揉法从大椎开始，自上而下，由内而外，分别揉滚督脉及两侧膀胱经，力度柔和渗透，每条经络揉滚30秒以上。

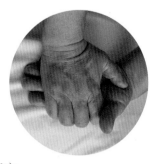

2. 揉点背部督脉、膀胱经经穴

拇指气揉法、气点法相结合，两手同时对称揉点督脉、膀胱经经穴，柔和渗透，每穴持续10秒以上。

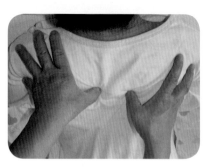
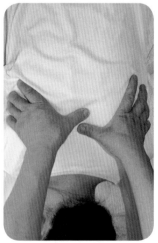

3. 敲打背部经脉

以气敲法拍打胸背经脉，轻柔而渗透，频率4次/秒以上。每条经脉30秒以上。

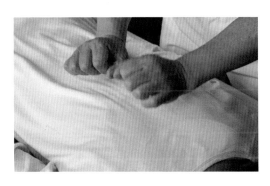

（二）腰部

因腰部肌肉丰厚，故手法力度应尽量沉稳渗透，方能较好地畅通经络气血。

1. 叠掌滚揉腰部

以叠掌气揉法，自上而下，由内而外，分别揉滚腰部督脉及两侧膀胱经，揉滚幅度适当加大，力度沉稳渗透，每条经络揉滚30秒以上。

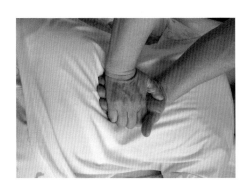

2. 揉点腰背督脉、膀胱经经穴

拇指气揉法、气点法相结合，两手同时对称揉点督脉、膀胱经经穴，沉稳渗透，每穴持续10秒以上。

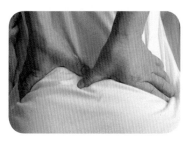 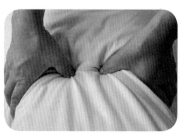

3. 肘点腰部

以气肘法，持续渗透点揉腰部瘀结深聚处，每次持续15秒以上，注意控制力度，肋弓覆盖区域禁用。

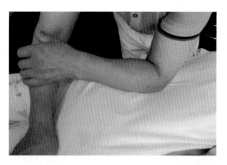

4. 双掌分推腰骶

以双掌分推法分推腰骶部，力度渐进→持续稳住30秒以上→渐放，以充分调整腰椎椎间间隙，畅通腰部经络。

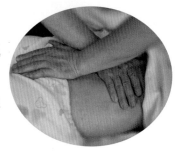

5. 气擦腰骶

以单掌气擦法气擦肾俞、命门、腰阳关穴，温通濡养气血经络，每秒往返摩擦2次以上，每穴约气擦10秒。

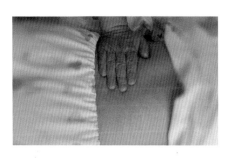

6. 敲击腰部

以气敲法迅速有节奏地交替敲击腰部督脉、膀胱经，进一步畅通腰部气血经络，频率4次/秒以上，每条经络敲击10秒以上。

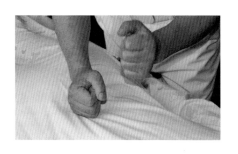

（三）骶部

因骶部肌肉稀少，故手法力度应尽量柔和透达，以免引起患者不适。

1. 掌揉骶部督脉、膀胱经经穴

以叠掌气揉法，自上而下，由内而外，分别揉滚骶骨督脉及两侧膀胱经，揉滚幅度适当减少，力度轻柔透达，每条经络揉滚20秒以上。

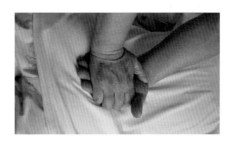

2. 揉点腰骶旁督脉、膀胱经经穴

气揉法、气点法相结合，两手同时对称揉点督脉、膀胱经经穴，柔和渗透，髂后上棘附近，气血易瘀积成条索状，宜重点点揉，腰骶外侧深层次瘀结，可用气肘法重点疏通。每穴持续10秒以上。

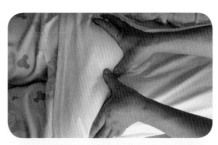

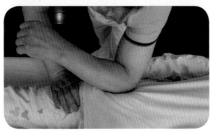

3. 敲击骶部

以气敲法迅速有节奏地交替敲击骶部督脉、膀胱经，进一步畅通骶部气血经络，频率4次/秒以上，每条经络敲击10秒以上。

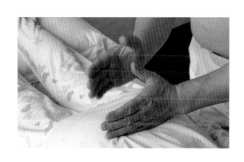

四、胸腹部的手法操作

（一）胸胁部

1. 揉点胸胁部经穴

三指气揉法、气点法相结合，先左后右，由内而外揉点胸胁部任脉、肾经、脾经、胃经、肝经、胆经经穴，气血瘀积明显处宜重点疏通，每穴持续揉点10秒以上。

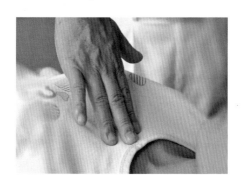

2. 对称推摩胁肋部

双掌以掌根气推法对称自腋窝从上而下推摩胁肋部3次以上，每次推摩持续约5秒。

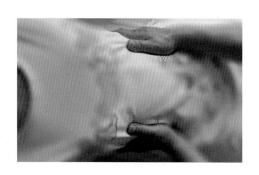

（二）腹部

1. 摩揉腹部

以气摩法，绕脐环旋摩揉腹部8圈以上，以充分舒畅腹部表面气机，每圈摩揉8秒左右。

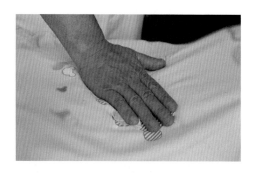

2. 揉点腹部经穴

三指气揉法、气点法相结合，由内而外揉点腹部任脉、肾经、胃经、脾经经穴，气血瘀积明显处宜重点疏通，因腹部脂肪较厚，揉点时可三指垂直顺经而点，以更好使气血渗透脏腑，每穴区持续揉点10秒以上。

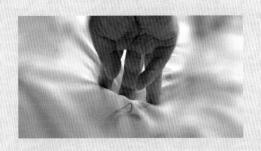

3. 掌推温濡下腹

此法发力类似腰骶部的双掌分推法，但下腹部以单掌（另一掌可重叠于上加强功力），置于患者气海、关元处，垂直向下渐进发力，持久贯气30秒以上，患者可自觉腹部温透，温热感可传至腰骶部。

五、上肢的手法操作

（一）肩部

1. 抓揉肩关节

以气抓法，抓揉点肩关节四周经穴，各掌指对称均匀发力，稳定渗透，肩髃与肩峰附近宜重点疏通，每穴区持续揉点10秒以上。

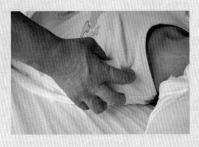

2. 三指对称揉点肩关节

双手以三指气点法，揉点肩髃及肩峰端，左右对称交替揉点，速度约4次/秒，每穴区揉点10秒以上。

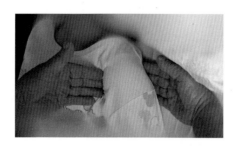

3. 揉点极泉穴

拇指气揉法、气点法相结合，以轻柔而渗透之力，揉点极泉穴20秒以上，揉点时将掌心充分贴附于上臂，使力度更加稳定可控。此法有很好的祛湿化浊作用，对治疗顽固性肩周炎有较好功效。

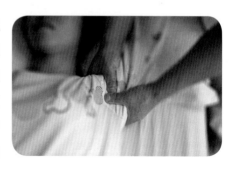

4. 敲击肩关节

双手以掌棱气敲法交替敲击肩关节，频率约4次/秒，每穴区敲击10秒以上。

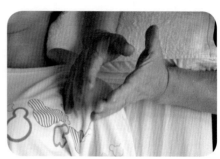

5. 气擦肩关节

以双掌气擦法充分温濡肩关节，每秒往返摩擦3次以上，共气擦约10秒。

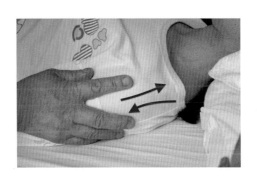

6. 拉通肩关节

待肩关节及上肢经络充分疏通后，以肩关节气拉法瞬间拉通肩关节，畅通上肢气血。

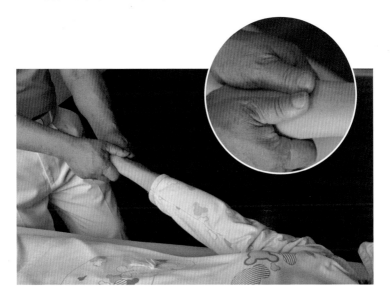

（二）肘部

1. 揉点肘关节

拇指气揉法、气点法相结合，揉点肘关节四周，揉点时将掌心充分贴附于下臂，使力度更加稳定可控，肘窝多湿邪壅滞之处，宜重点疏通，每穴区持续揉点10秒以上。

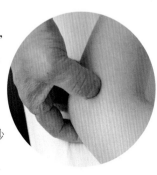

2. 气抱肘关节

双手拇指对称贴附于肘窝，以气抱法充分濡养肘关节，持续约20秒。

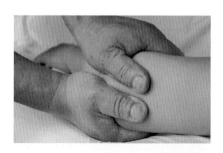

（三）腕部

1. 揉点腕关节

拇指气揉法、气点法相结合，揉点腕关节周围原穴，揉点时将掌心充分贴附于大鱼际或小鱼际，使力度更加稳定可控，每穴区持续揉点10秒以上。

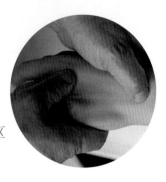

2. 拨揉腕横纹肌腱

由三指气揉法演变而来，医者中指置于腕横纹，掌心充分贴附于大鱼际或小鱼际，中指上下缓缓上下拨揉腕横纹肌腱，持续约15秒。

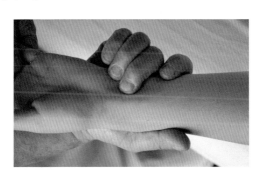

3. 气擦腕关节

由双掌气擦法演变而来，医者两掌根对称贴附于腕关节内外，每秒往返摩擦3次以上，共气擦约10秒，以充分温濡腕关节。

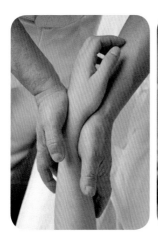
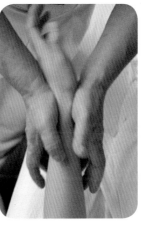

（四）上、下臂

1. 揉点上、下臂

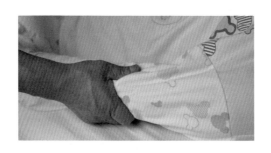

拇指气揉法、气点法相结合，揉点上、下臂经穴，揉点时将掌心充分环抱上臂，使力度更加稳定渗透，自上而下，先阳后阴，气血瘀积明显处宜重点疏通，每穴区持续揉点10秒以上。

2. 气抱上、下臂

以气抱法环抱上、下臂时约30秒，再缓缓放开，让气血直通手指末梢。

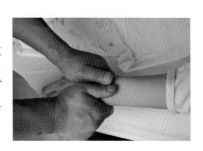

（五）手部

1. 气抱掌面

双掌心对称贴抱患者大鱼际及小鱼际，以气抱法气抱掌面持续约10秒，使气血贯通手部。

2. 揉点掌指

拇指气揉法、气点法相结合，以拇指与食指中节从上而下分别揉点患者各掌指及指间关节，每关节持续揉点5秒以上，以充分畅通掌指气血经络。

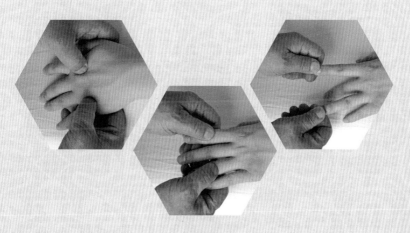

3. 气拉十指

待手部经络充分疏通后，以十指气拉法拉通指间关节，瞬间畅通上肢末梢气血。

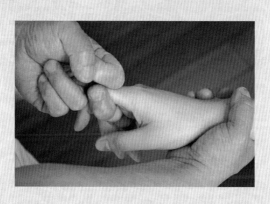

六、下肢的手法操作

（一）髋部

1. 俯卧位

（1）揉点髋关节瘀
结：气揉法、气点法相
结合，以双手拇指气点
法点按髋关节周围经络
瘀结处，持续渗透，每
处瘀结持续揉点10秒以

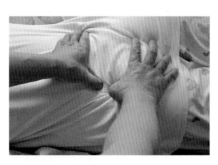

上。肌肉丰厚的患者可以肘部气点法代替。

（2）敲击髋关节周围：双手以气敲法交替敲击髋关
节周围经络瘀结处，频率约4次/秒，每处瘀结敲击10秒
以上。

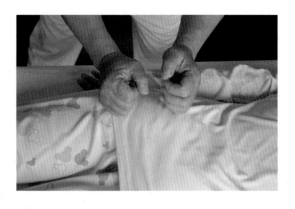

2. 平躺位

（1）摇动髋关节：医者一掌抱稳患者足跟，另一掌抱

稳患者膝盖外侧，以髋关节为支点，顺、逆时针各摇动髋关节4次，动作要大气自然。此法可滑利髋关节。

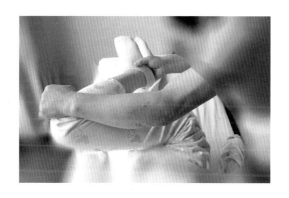

（2）拉通髋关节：待髋关节及下肢经络充分疏通后，以髋关节气拉法瞬间拉通髋关节，畅通下肢气血。

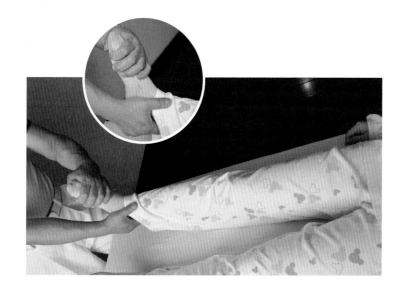

（二）膝部

1. 俯卧位

（1）揉点腘窝瘀结：拇指气揉法、气点法相结合，以双手拇指揉点腘窝周围经络瘀结处，柔和渗透，每处瘀结持续揉点10秒以上。湿浊瘀邪大多集中于关节窝，此法可祛湿化浊，对日久顽固的膝关节病有较好疗效。因腘窝皮肤娇嫩，故力度宜柔和渗透。

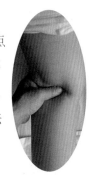

（2）摇动膝关节：医者一掌抱稳患者髋关节，另一掌捉稳患者踝关节，以膝关节为支点，顺、逆时针各摇动膝关节4次，动作自然大气。此法可滑利膝关节。

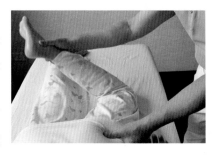

（3）垫掌压膝：医者一掌贴抱患者腘窝，另一掌捉稳患者踝关节，以膝关节为支点，将小腿持续往下压。此法可调整膝关节间隙。

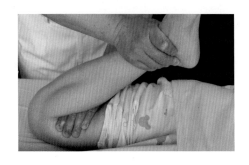

2. 仰卧位

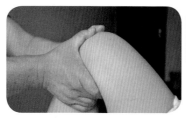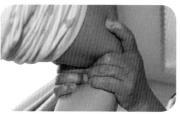

（1）抱揉膝关节：双掌心环抱膝关节，以气抱法与气揉法相结合，揉抱膝关节，持续约20秒，以充分濡养膝关节。

（2）推揉髌骨：此法从拇指气推法演化而来，医者双手拇指分别置于髌骨上下，相互配合推揉髌骨，使髌骨充分活动。此法对疏通膝关节气血大有裨益。

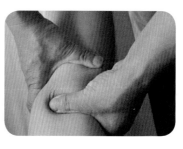

（3）气点膝眼：双拇指分别置于两膝眼，以拇指气揉法相互上下交替点揉膝眼，频率约4次/秒，持续10秒以上。

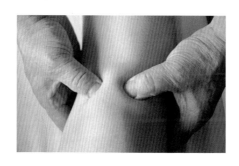

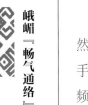

（4）敲击膝关节：患者自然屈膝垂直立于床面，医者双手以气敲法交替敲击膝关节，频率约4次/秒，每穴区敲击10秒以上。

（5）气擦膝关节：患者自然屈膝垂直立于床面，医者以双掌气擦法充分温濡膝关节，每秒往返摩擦3次以上，共气擦约10秒。

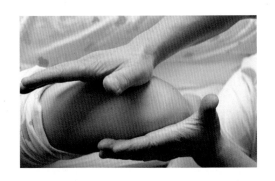

（三）踝部

1. 揉点踝部

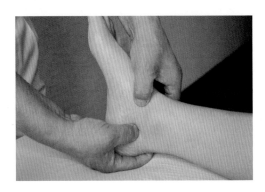

拇指气揉法、气点法相结合，以双手拇指、食指分别揉点踝关节附近穴位，持续揉点10秒以上。

2. 摇动踝关节

患者仰卧屈膝，医者一掌抓稳患者踝关节上缘，另一掌抓稳足掌，以踝关节为支点，顺、逆时针各摇动踝关节4次。此法可滑利踝关节。

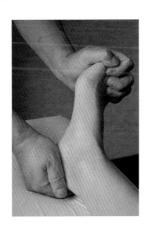

3. 气擦踝关节

患者仰卧屈膝，踝关节自然悬空，医者以双掌气擦法充

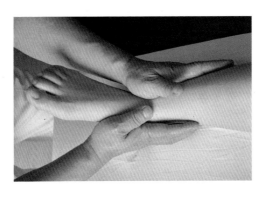

分温濡踝关节，每秒往返摩擦
3次以上，共气擦约10秒。

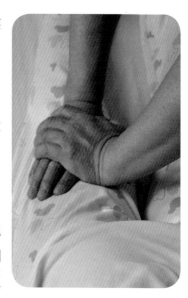

（四）大腿

1. 叠掌气推大腿

患者俯卧位，医者以叠掌
气推法气推大腿后侧膀胱经，
力度沉稳渗透，速度均匀。

2. 抓揉、扣揉大腿

患者卧位，双掌心环抱
大腿，以气抱法与气揉法相
结合，同时抓揉扣抱大腿足三
阴、足三阳经脉（俯卧位以双手扣抱为主，仰卧位以双手抓
揉为主），从上往下循环移动操作约4次，每次揉抱约持续
4秒。

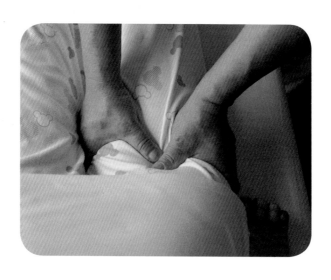

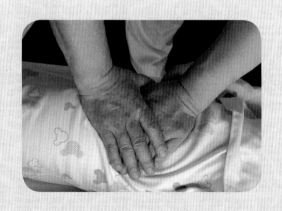

3. 气擦大腿

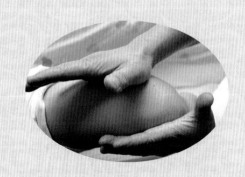

　　此法由双掌气擦法演化而来，患者仰卧屈膝自然垂直立于床面，医者两掌掌指相扣，在大腿表面做快速而渗透的直线往返摩擦运动，约2次/秒，持续10秒以上。

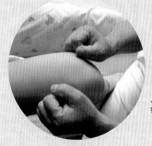

4. 敲击大腿

　　患者自然仰卧，医者双手以气敲法交替敲击大腿肌肉，频率约4次/秒，每穴区敲击10秒以上。

（五）小腿

1. 叠掌气推小腿

患者俯卧位，医者以叠掌气推法气推小腿后侧膀胱经，力度沉稳渗透，速度均匀。

2. 揉点胫骨旁经穴

拇指气揉法、气点法相结合，从上而下揉点胫骨两旁脾胃经经穴，每穴区持续揉点5秒左右。可双手同时进行加大揉点范围。

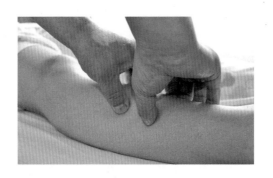

3. 抱揉腓肠肌

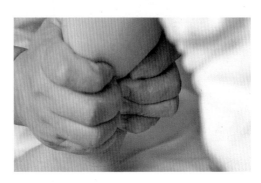

以气抱法与气揉法相结合，抱小腿后侧腓肠肌，同时从上往下揉抱大腿足三阴、足三阳经脉，气血瘀积明显处宜重点疏通，每穴区持抱揉点5秒以上。因腓肠肌痛觉敏感，故力度宜轻柔渗透。

（六）足部

1. 气抱足掌

双掌心对称贴抱患者足掌，以气抱法气抱足掌持续约10秒，使气血贯通足部。

2. 揉点掌趾

拇指气揉法、气点法相结合，以拇指与食指中节从上而下分别揉点患者各跖趾和趾间关节，每关节持续揉点5秒以上，以充分畅通足部气血经络。

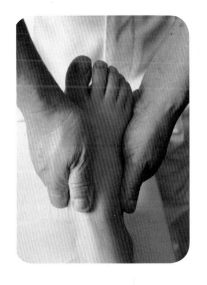

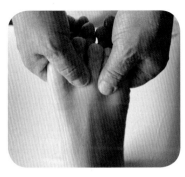

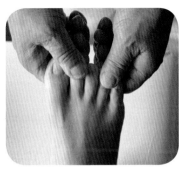

3. 气拉十趾

待足部经络充分疏通后，以十趾气拉法拉通趾间关节，瞬间畅通下肢末梢气血。

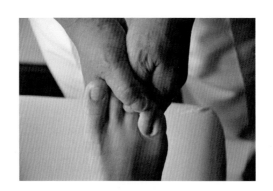

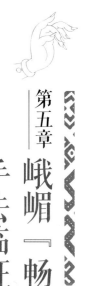

第五章 峨嵋『畅气通络』手法临证举隅

峨嵋『畅气通络』疗法临床运用时，遵循以『畅气』为本、『通络』为要，阴阳俱通、持续渗透、从根论治的原则，畅通全身气血经络，从根本上治病防病。在众多疾病中，我们确定了颈椎病、腰椎病、肩周炎、膝关节炎、头痛失眠这五个优势病种，规范化重点研究，已取得了一定的进展。

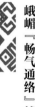

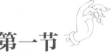

第一节
峨嵋"畅气通络"手法的治病原则

一、"畅气"为本

气为生命的根本。《素问·宝命全形论》曰："人以天地之气生……人之生，气之聚也；聚则为生，散则为死 。"

"畅气通络"将畅通人体气机置于首要地位，非常注重升阳补气。临床上，大多先以叠掌气推法与叠掌气揉法联合运用，畅通督脉、膀胱经。督脉为"阳脉之海"，统领一身阳气；足太阳膀胱经为腰背部主要经络，五脏六腑之背俞皆在其中。故"畅气通络"先让腰背脊柱气血畅通，即可调动全身阳气，为良好的临床疗效提供基础。

"畅气通络"临床治疗，还十分注重调动病灶周围气血，以充分调动身体各处正气，直达病所，达到活血化瘀、活血散结、扶正祛邪之效。

二、"通络"为要

经络的疏通是治疗疾病的先决条件。《灵枢·经脉》

曰："经脉者，所以决生死，处百病，调虚实，不可不通也。"《素问·举痛论》曰："通则不痛，痛则不通。"

"畅气通络"要求疏通全身经络气血，特别是人体四肢末梢，使阴阳气血能相交循环，达到濡养脏腑经络之目的。

三、阴阳俱通

《素问·生气通天论》曰："阴平阳秘，精神乃治。"交通阴阳、平衡阴阳贯穿于"畅气通络"临床治疗的整个过程。许多时候，"畅气通络"要求阴阳经同时点揉抱按，共同疏通。如在疏通四肢气血经络时，要求掌心贴附肢体，十指指腹同时点揉扣抱，同时疏通三阴三阳气血。

因经脉是一如环无端的整体，为达到最佳临床疗效，人体上下、左右、前后、内外俱要疏通。

（一）先阳后阴

《素问·生气通天论》曰："阳气者，若天与日，失其所，则折寿而不彰。阳气者，精则养神，柔则养筋。"阳气为抵御病邪的根本，故宜首先升发。"畅气通络"治疗时，宜先疏通背部、头部阳经，续而疏通其余部位经脉。在疏通四肢经脉时，也宜遵循先疏通阳经，后顺通阴经的原则。

（二）自内而外

任督二脉居人体中央，为"阴阳经脉之海"。"任督通则百脉皆通"，"畅气通络"治疗时宜先疏通任督二脉之气血，续从内而外疏通其余经脉。

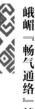

（三）左右相合

《素问·刺禁论》曰"肝生于左，肺藏于右"，肝木之气自左生发，肺金之气从右肃降，一升一降，共同调节着气机的运行。左为阳，右为阴，"畅气通络"要求左右气血皆应循环畅通，在一般情况下，宜先疏通左侧肢体、躯干经脉，以更好地升发阳气。

（四）上下贯通

《灵枢·阴阳系日月》曰："……天为阳，地为阴。""畅气通络"要求上下气血皆宜平衡贯通，以达"阴平阳秘"。"头为诸阳之会"，"畅气通络"治疗时宜先疏通头面部经脉；躯干与肢体经脉的疏通亦按照自上而下的顺序。

四、持续渗透

水为"天下之至柔，驰骋天下之至坚"，滴水穿石，在于持续渗透之力。"畅气通络"在治疗顽固性疾患时，宜以柔和渗透之力，持久作用于经脉瘀结与重点穴位处，以治顽疾。

五、从根论治

《素问·阴阳应象大论》曰："治病必求于本。""畅气通络"治疗时，注重从根本出发，彻底治疗疾患。如疏通四肢经脉时，必须从肩、髋关节疏通起，因其为四肢气血之本源；在治疗肩膝关节疾患时，必须重点疏通腋窝、腘窝经脉，因其为阴邪窝藏之"大本营"。

第二节
峨嵋"畅气通络"手法之
"通督升阳"法

一、概述

　　"通督升阳"指通过气推法及气揉法，作用于督脉、膀胱经，从而迅速解一身之表，振奋一身之阳气。峨嵋"畅气通络"中，常以此法起势，不仅可以调动充足的经气为良好的临床疗效做保证，而且医者通过此法可整体了解患者经络淤堵情况及症结所在，从而更好地辨证施治。

二、操作方法

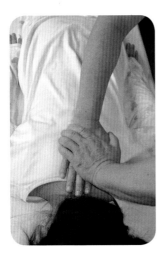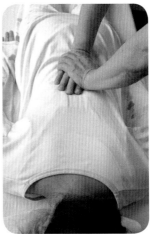

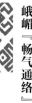

峨嵋『畅气通络』精要

（一）气推督脉、膀胱经

患者俯卧位，医者以叠掌气推法从患者肩、项部开始，向下依次气推督脉及左右膀胱经，力度沉稳渗透，速度均匀，速度约15厘米/秒。

督脉气推止于尾骨；膀胱经气推止于足踝后，两手拇指食指揉点申脉、照海穴。

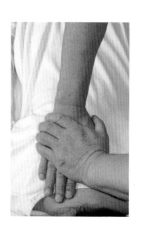

（二）揉滚督脉、膀胱经

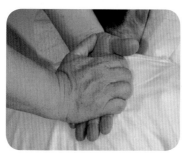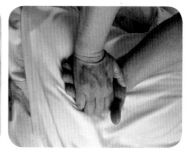

医者以叠掌气揉法，揉滚督脉、膀胱经，动作连贯，力度持续渗透。医者上掌沉稳用力作用于下掌，使下掌作环旋揉动，下掌放松，以下掌小鱼际与掌背为作用点；上掌用力宜沉稳柔和，富有节奏；循经移动时，应由内到外，由上而下，距离不能过大，始终要保持连续感。后项肩部及腰部用力宜沉稳渗透，动作幅度加大；胸背及骶部施力宜轻柔渗透，动作幅度减少。速度约1秒一圈，每部位揉4圈以上，再循经移动。以快速疏通督脉、膀胱经。

三、施术要点

叠掌气推法及叠掌气揉法，皆要求医者气沉丹田、沉肩垂肘，心境空明、气随意行，施术力度柔和透达、连绵不断。根据各部位的解剖特性，后项肩部及腰部用力宜沉稳渗透，胸背及骶部施力宜柔和透达；经络瘀结明显之处宜重点疏通，疼痛敏感处宜轻柔为主；青壮年或气血旺盛患者可加强刺激，年老体衰患者宜轻缓为主。

四、临床作用

督脉为"阳脉之海"，膀胱经为"一身之表"，"通督升阳"可瞬间祛除表邪，振奋全身阳气，为经气运行提供的动力，为疏通经络、"补气"、活血化瘀创造良好条件，保证良好的临床疗效。同时，"通督升阳"法也是对患者广泛的"触诊"过程，患者气血强弱，经络瘀结程度，症结所在了然于胸，为进一步的施术论治奠定了基础。

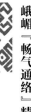

第三节

颈椎病的峨嵋"畅气通络"手法治疗

一、颈椎病的概述、病因病机

颈椎病是中医伤科的常见病，归属祖国医学"骨痹""筋伤"等范畴。颈椎病的发生与经络、气血密切相关。肾督之阳气，为诸阳之主气，敷布太阳，通行少阴，濡润脊、颈椎经脉之气血。

而颈椎病的发生除与肝、脾、肾三脏有关外，与经络、气血亦密切相关。《灵枢·中脏篇》曰："经脉者，所以行气血而营阴阳，濡筋骨而利关节也。"而颈椎之病，皆因经络气机不畅，使上下不交，气血不贯。概括颈椎病发病主要有以下原因：①长期劳累，积劳损伤；②风寒湿邪，客于经脉；③反复外伤，瘀血阻络；④年老体弱，肝肾亏虚。

二、颈椎病的临床表现

颈椎病在临床上根据临床症状可分为不同的证型，即颈型、神经根型、脊髓型、椎动脉型、交感神经型及其他型（目前主要指食管压迫型）。上述各型可同时出现，不易确切划分，称之为"混合型"。常见的主要临床表现有颈项局部酸痛不适，一侧或双侧上肢放射痛、麻木，进行性四肢感觉及运动功能障碍，头晕头痛，耳鸣，耳聋，恶心，呕吐，猝倒，视物模糊，眼窝胀痛，心跳加快，心律血压失常，肢体发凉，多汗等。

（一）颈型颈椎病

颈型颈椎病也称局部型颈椎病，是指具有头、肩、颈、臂的疼痛及相应的压痛点，X线片上没有椎间隙狭窄等明显的退行性改变，但有颈椎生理曲线的改变，椎体间不稳定及轻度骨质增生等变化。

（二）神经根型颈椎病

具有较典型的根性症状（麻木、疼痛），且范围与颈脊神经所支配的区域相一致。压头试验或臂丛牵拉试验阳性。影像学所见与临床表现相符合。

（三）脊髓型颈椎病

临床上出现颈脊髓损害的表现。X线片上显示椎体后缘骨质增生、椎管狭窄。影像学证实存在脊髓压迫。

（四）椎动脉型颈椎病

曾有猝倒发作，并伴有颈性眩晕。旋颈试验阳性。X线片显示节段性不稳定或枢椎关节骨质增生。多伴有交感神经症状。

（五）交感神经型颈椎病

临床表现为头晕、眼花、耳鸣、手麻、心动过速、心前区疼痛等一系列交感神经症状，X线片颈椎有失稳或退变。椎动脉造影阴性。

（六）食管压迫型颈椎病

颈椎椎体前鸟嘴样增生压迫食管引起吞咽困难（经食管钡剂检查证实）等。

三、颈椎病的相关经络

（一）督脉

经络循行：督脉者，起于下极之输，并于脊里，上至风府，入属于脑（《难经·二十八难》）。督脉循行于项部中线。

经脉病候：督脉为病，脊强反折（《素问·骨空论》）。督脉气血异常会出现颈项僵痛。

（二）足太阳膀胱经

经络循行：……从巅入络脑，还出别下项，循肩膊内，挟脊抵腰中……从膊内左右别下贯胛，挟脊内，过髀枢……（《灵枢·经脉》）。

经脉病候：……项如拔，脊痛，腰似折……头囟项痛，目黄、泪出，鼽衄，项、背、腰、尻、腘腨、脚皆痛，小趾不用（《灵枢·经脉》）。

（三）手阳明大肠经

经络循行：从缺盆上颈，贯颊，入下齿中……（《灵枢·经脉》）。

经脉病候：颈肿……喉痹，肩前臑痛，大指次指痛不用（《灵枢·经脉》）。

（四）手太阳小肠经

经络循行：……上循臑外后廉，出肩解，绕肩胛，交肩上，入缺盆……从缺盆循颈，上颊……（《灵枢·经脉》）。

经脉病候：嗌痛，颔肿，不可以顾，肩似拔，臑似折……颈、颔、肩、臑、肘、臂外后廉痛（《灵枢·经脉》）。

（五）手少阳三焦经

经络循行：……循臑外上肩，而交出足少阳之后，入缺盆……上出缺盆，上项，系耳后……（《灵枢·经脉》）。

经脉病候：……嗌肿，喉痹……颊痛，耳后、肩、臑、肘、臂外皆痛，小指次指不用（《灵枢·经脉》）。

四、颈椎病的峨嵋"畅气通络"手法基础治疗

（一）俯卧位操作

患者俯卧，全身自然放松，医者站于患者旁边或头上方。

1. 以"通督升阳"法畅通督脉、膀胱经

具体操作及临床作用见本章第二节。

2. 气抓肩井

以肩井气抓法抓捏肩井，力度应沉稳渗透。

拇指置于肩井阳面，内劲稍大；食、中指置于肩井阴面，内劲稍小，稳定持续停顿后再上提。每次持续4秒左右。从内向外共气抓4次。此法有

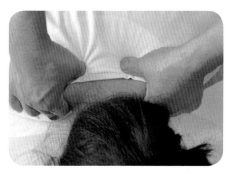

较好的畅通气血，升阳补气作用。

3．揉点"五线"

"五线"是指项后正中督脉线、棘突旁双侧膀胱经线和双侧横突连线。

拇指气揉法与气点法相结合，从内而外，从下到上揉点"五线"穴区，力度沉稳渗透，其余四指及掌心贴附于对侧颈项可使力度更稳定易控。 发现气血瘀阻明显处宜重点疏通。每"线"宜揉点60秒左右。

4．揉点缺盆、风池、风府

（1）揉点缺盆穴。

以缺盆气点法分别揉点双侧缺盆穴。

医者以意带气，集中于拇指指腹，置于缺盆穴，其余四指与掌心自然贴放于项部或肩部阳侧；五指

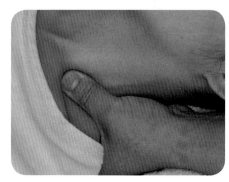

缓缓用力，以拇指指腹逐渐贯气于缺盆穴，由轻而重，稳定渗透持续40秒以上。患者可自觉肩部及上肢麻重感，经气直通手指末梢。

（2）揉点风池穴。

双手拇指气揉法与气点法相结合，揉点风池穴。

医者双手拇指紧按压池穴，其余手指对称性紧扣头部，双手拇指边揉边按，由浅入深后稳住，十指同时收紧，缓缓运气，在意念带动下运气注于双拇指尖，患者局部有酸胀麻感，随着运气的继续增大，酸麻胀感会向周围甚至鼻尖部放射，点压时间1分钟，点压运气的大小因人而异。

（3）揉点风府穴。

拇指气揉法与气点法相结合，揉点风府穴。

医者拇指置于风府穴（医者站左侧用右拇指，右侧用左拇指），其余四指至于头部，点揉方法同风池穴。

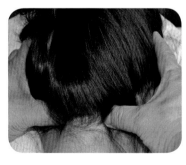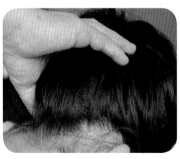

5．气抓后枕经穴

医者以虎爪劲，从下而上气抓后枕部督脉、膀胱经、胆经穴区。

医者以意带气，集中于十指指腹，拇指指腹置于头部正中督脉，其余指腹对称分布于两侧头部，力度渐进渗透并稳定，抓按经穴，每穴区稳定持续5秒以上。

此法有较好的通阳化气、镇静安神作用。

（二）仰卧位操作

患者仰卧位，医者坐位，位于患者头上方。

1．揉点后项督脉、膀胱经穴区

医者一手托住患者后枕部，另一手三指（食、中、无名指）气揉法与气点法相结合，以意带气，集中于三指（食指、中指、无名指）指腹，以肘带动三指，定点作从大椎开始向上环旋揉点督脉、膀胱经经穴，力量沉稳渗透，直至风府。每穴区揉点4秒以上，气血瘀结明显处，宜重点疏通。

2．揉点胸锁乳突肌附近穴区

患者头偏向一侧，医者一手托住患者后头部，另一手三指（食指、中指、无名指）气揉法与气点法相结合，从颈椎C_7横突处开始，由下往上，揉点胸锁乳突肌附近穴区，直至下颌角。每穴区揉点4秒以上，渗透之力可直达横突，气血

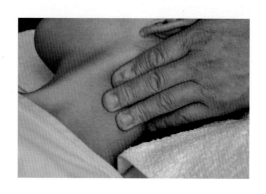

瘀结明显处，宜重点疏通。

3．再次揉点缺盆穴

患者头偏向一侧，医者一手托住患者后头部，另一手以缺盆气点法再次分别揉点双侧缺盆穴。方法如俯卧位时一样。

4．调整颈椎曲度

医者一手托住患者后枕部，以意带气，集中于另一手拇指指腹，竖起顶在C_7颈椎棘突上。然后，缓缓松开托住后枕部的手，让头部自然下垂。利用头部重力与拇指指腹力量调节颈椎生理曲度。循环反复，从C_7棘突上调整到C_2棘突下，每次调整持续约10秒。

5．气端后项部

以仰卧位端法、气端调整、稳定椎间关节。

医者掌心向上，以意带气，集中于双手食、中、无名指腹，对称置于项后C_7两侧竖脊肌，用力向上平稳端起颈项，并左右摆动，直至风池穴。每部位持续5秒左右。此法可调整颈椎曲度，舒筋活络，稳定椎间小关节。

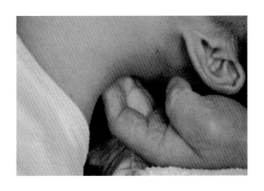

6．瞬间气拉颈椎

以颈部气拉法，瞬间整复颈、胸、腰椎间小关节。

患者颈、腰气血充分疏通后，医者气聚丹田，足掌抓地，腰部挺直，以意带气，集中于双手掌心，一手掌心贴放于项部托住后头部，另一手掌心轻触于下颌，两掌瞬间向后发力，可听到清脆连续的"啪啪"复位声，颈、胸、腰椎间小关节全部瞬间调整复位。

气拉颈椎后后，嘱患者放松平卧2分钟，让气血慢慢濡养全身。此法可瞬间整复椎间小关节，畅通全身气血。

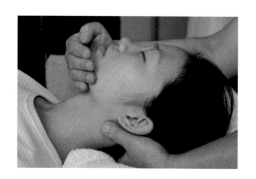

五、颈椎病的峨嵋"畅气通络"手法对症治疗

（一）头晕

气揉法与气点法相结合，揉点百会、太阳穴。

（二）上肢麻木

气抱法抱揉上肢；气揉法与气点法相结合，揉点内关、合谷、劳宫穴；肩部气拉法瞬间牵拉上肢；十指气拉法气拉十指。

（三）恶心，呕吐

气揉法与气点法相结合，揉点中脘、足三里穴。

六、注意事项

手法治疗宜根据个体情况适当控制力度，轻而不浮，重而不痛。难以除外椎管内肿瘤等病变者，椎管发育性狭窄者，有脊髓受压症状者，椎体及附件有骨性破坏者，后纵韧带骨化或颈椎畸形者，咽、喉、颈、枕部有急性炎症者，明显神经官能症者，以及诊断不明的情况下，慎用或禁止使用任何手法和正骨手法。

七、典型病案

【病案一】 时间：2004年11月；地点：广州。

患者刘某，男，49岁，从事诗书画职业数十年，长期伏案工作，导致颈项僵痛日甚，头晕头痛、失眠，右肩臂酸胀麻木，时有胸闷心慌，辗转求医，多次治疗未见好转。经友人引荐郭程湘老师，采用峨嵋"畅气通络"手法治疗。

患者惊叹手到病除，无比神奇，舒服不痛，立即挥墨作诗：神功妙腕解千愁，脉通气舒畅悠悠，华佗在世亦惊叹，佛医同道济神州。

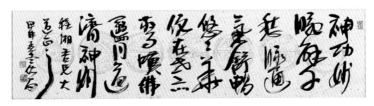

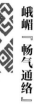
【病案二】 时间：2006年5月；地点：北京。

患者杨某，男，68岁，颈项僵痛伴右上肢麻木数十年X线片示颈椎骨质增生，四处求医未见明显好转，经同事引荐，结缘郭程湘老师，采用峨嵋"畅气通络"手法治疗。

第1次治疗后，患者顿觉舒畅无比，颈部疼痛与上肢麻木感大减，遂题字作诗："心手相——，气贯经络处，春风拂容容，瘀积不知去。"后续以"畅气通络"手法治疗5次，颈痛及手麻症状未见复发。

第四节
腰椎病的峨嵋"畅气通络"手法治疗

一、腰椎病的概述、病因病机

腰椎病是指由脊柱及脊柱周围软组织急慢性损伤或腰椎间盘退变、腰椎骨质增生等原因引起，在临床上表现为以腰痛、腰部活动受限和腰腿痛为主要症状的疾病。医学上所讲的腰椎病，涵盖了腰部软组织劳损、腰部肌筋膜炎、腰椎退行性骨关节病、腰三横突综合征、腰椎间盘突出症、急性腰扭伤、梨状肌综合征、腰椎结核等疾患。

腰椎病是中医伤科的常见病，归属祖国医学"骨痹"、"筋伤"等范畴。腰椎病的发生与经络、气血密切相关。肾督之阳气，为诸阳之主气，敷布太阳，通行少阴，濡润脊椎、腰椎经脉之气血。

二、腰椎病的临床表现

腰椎病在临床上根据临床症状可分为不同的证型，即腰酸痛型、坐骨神经压迫型、马尾神经受压型。常见的主要临

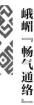

床表现有腰部酸胀、腰腿疼痛、麻木无力、下肢放射疼痛、大小便失常等症状。

（一）腰型腰椎病型（腰酸痛型）

此型为腰椎病的早期阶段，椎间盘组织正处于退化变性阶段，椎间盘已开始脱出，但程度尚轻，尚未造成对脊神经根的压迫。此期偶尔有坐骨神经受刺激症状，在一般情况下没有症状，但在久立和负重后腰部即感明显钝痛。

（二）脊神经根压迫型(坐骨神经压迫型)

腰椎病导致椎间盘脱出，主要发生在腰L_4-L_5椎及腰骶C_5-S_1之间的椎间盘，以持续性腰背钝痛及频繁的坐骨神经下肢放射痛为特征。

（三）马尾神经受压型

此型为后中央型及中央旁型的椎间盘脱出症，主要症状除坐骨神经受压表现之外，还有不同程度的会阴麻痛、阳痿、大小便控制障碍，甚至下肢瘫痪。

三、腰椎病的相关经络

（一）督脉

经络循行：督脉者，起于下极之输，并于脊里，上至风府，入属于脑（《难经·二十八难》）。督脉循行于腰部中线。

经脉病候：督脉为病，脊强反折（《素问·骨空论》）。督脉气血异常会出现腰背僵痛现象。

（二）足太阳膀胱经

经络循行：……循肩膊内，挟脊抵腰中……从膊内左右别下贯胂，挟脊内，过髀枢……(《灵枢·经脉》)。

经脉病候：……项如拔，脊痛，腰似折……腰、尻、腘、腨、脚皆痛，小趾不用(《灵枢·经脉》)。

（三）足少阴肾经

经络循行：……上股内后廉，贯脊属肾，络膀胱……(《灵枢·经脉》)。

经脉病候：是主肾所生病者……脊股内后廉痛……(《灵枢·经脉》)。足少阴令人腰痛，痛引脊内廉（《素问·刺腰痛篇》）。

（四）足厥阴肝经

经络循行：……上出额，与督脉会于巅……(《灵枢·经脉》)。与督脉相连，循行于腰背中央。

经脉病候：腰痛不可以俯仰……(《灵枢·经脉》)。厥阴之脉令人腰痛，腰中如张弓弩弦（《素问·刺腰痛篇》）。

四、腰椎病的峨嵋"畅气通络"手法基础治疗

患者俯卧，全身自然放松，医者站于患者旁边或头上方。

（一）以"通督升阳"法畅通督脉、膀胱经

具体操作及临床作用见本章第二节。

（二）抓摇腰椎棘突

医者以双手拇食指相对夹抓腰椎棘突，以沉稳渗透之力抓稳后，左右摇摆棘突，使腰椎自然摆动。自上而下，每部

位摆动8次以上，使腰椎间紊乱的小关节自然复位。

（三）揉点腰背部督脉、膀胱经经穴

医者以拇指及肘部气揉法、气点法相结合，同时对称揉点腰背部督脉、膀胱经经穴，柔和渗透，由浅入深，由轻到重，每穴持续10秒以上，经脉瘀阻明显处宜重点疏通。

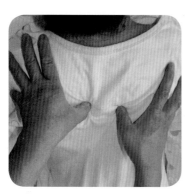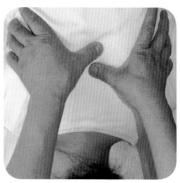

（四）双掌分推腰骶

医者以双掌分推法分推腰骶部，力度渐进，持续稳住30秒以上，渐放，以充分调整腰椎椎间间隙，畅通腰部经络。

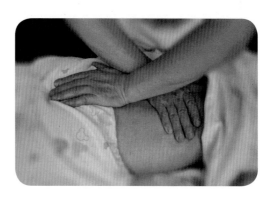

（五）气擦腰骶

医者以单掌气擦法气擦肾俞、命门、腰阳关穴，温通濡养腰部经络，每秒往返摩擦2次以上，每穴约气擦持续10秒。

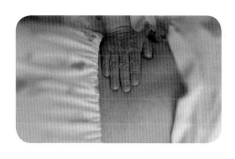

（六）揉点肾俞、委中，时点大肠俞、环跳穴

1. 揉点肾俞、委中

以拇指气点法分别揉点双侧肾俞穴、委中穴，由轻而重，稳定渗透持续40秒以上。

2. 肘点大肠俞、环跳

肘尖气揉法与气点法相结合，缓缓用力点按于大肠俞、环跳穴，局部有酸胀麻感后稳住，持续30秒以上。

（七）敲击腰部

以掌棱气敲法迅速有节奏地交替敲击腰部督脉、膀胱经，进一步畅通腰部经络，频率4次/秒以上，每条经络敲击10秒以上。

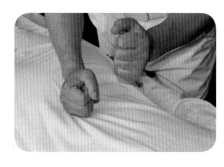

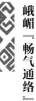

五、腰椎病的峨嵋"畅气通络"手法对症治疗

（一）下肢麻木、放射痛

气抱法抱揉下肢；气揉法与气点法相结合，重点揉点足三里、委中穴；髋关节气拉法瞬间牵拉髋关节；十趾气拉法气拉十趾。

（二）会阴麻痛、大小便控制障碍

气揉法与气点法相结合，揉点肝经太冲、曲泉、急脉穴。

六、注意事项

手法治疗宜根据个体情况适当控制力度，轻而不浮，重而不痛。难以除外椎管内肿瘤等病变者、椎管发育性狭窄者、脊髓受压症状者、椎体及附件有骨性破坏者、腰部有急性炎症者、明显神经官能症者，以及诊断不明的情况下，慎用或禁止使用任何推拿和正骨手法。

七、典型病案

【病案一】 时间：2012年8月；地点：秦皇岛北戴河。

患者杨某，男，88岁。腰椎间盘突出病史十余年，长期卧床，不能起身，经中西医多种方法联合治疗效果不佳。遂请郭程湘老师诊治，采用峨嵋"畅气通络"手法治疗。

因患者年老体衰，不能俯卧，被迫采用侧卧位，治疗难度加大了不少。为更好地发力，郭老师双膝跪在床上，全力以赴治疗，先通督脉、膀胱经，以气点法畅通患处经络，续以双掌分推法调整腰椎间隙，让气血充分贯通，配合气擦法、气敲法温濡病患经脉。中午治疗约1小时，患者安然入睡。下午家属惊喜来电告知，患者已能起床，现正在花园散步。第二天一早，患者与家属们一同欢欢喜喜来到郭老师所住旅馆致谢。

【病案二】 时间：2014年10月；地点：北京。

患者王某，女，50岁。腰痛伴双下肢牵扯痛5年余，加重1月余，疼痛剧烈，不能起身，骨科诊断为腰椎间盘突出，需手术治疗。患者坚持保守治疗，但疗效一直不佳，因缘际会郭程湘老师，予峨嵋"畅气通络"手法治疗。

治疗过程中，患者自述感觉郭老师用了很大的力道，但神奇的是，让人完全感觉不到疼痛，可感觉一股暖流从腰部连绵不断向双下肢传递。治疗约1小时后，患者腰痛即大减，可慢慢起身，续以两次治疗，患者腰痛痊愈，可正常上班，未见复发。

第五章 峨嵋『畅气通络』手法临证举隅

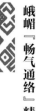

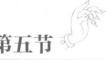

第五节
肩周炎的峨嵋"畅气通络"手法治疗

一、肩周炎的概述、病因病机

肩周炎又称肩关节周围炎，俗称五十肩、冻结肩、漏肩风，是指肩关节囊及其周围韧带、肌腱和滑膜囊的慢性非特异性炎症。此病呈慢性发病，多数无外伤史，少数仅有轻微外伤，以肩部逐渐产生疼痛，夜间为甚，逐渐加重为主要表现。中医认为其发主要为年老体衰，肝肾不足，气血虚损，筋骨失于濡养，加之长期劳累，又因肩部露卧受凉，寒凝筋膜而致。日久则筋脉粘连，不能活动。故气血虚损，血不荣筋为内因，风寒湿邪侵袭为外因。

二、肩周炎的临床表现

本病主要症状是肩部疼痛，渐进性加重，昼轻夜重，并可向颈、耳、肩胛及前臂和手放射。肩关节上举、后伸时疼痛加剧，肩部活动受限，严重者不能做穿衣、梳头、洗脸等动作。肩部肿胀不明显，肩怕冷，肩关节周围有广泛性压痛，日久可见肩部肌肉萎缩。X线检查早期可见特征性改变——肩峰下脂肪线模糊变形乃至消失；中晚期可见关节囊、滑液囊、冈上肌腱、肱二头肌、长头腱等处有密度淡而不均的钙化斑影。

三、肩周炎的相关经络

（一）手阳明大肠经

经络循行：……上肩，出髃骨之前廉，上出于柱骨之会上……（《灵枢·经脉》）。循行于肩部肱骨前方。

经脉病候：肩前臑痛，……气有余则当脉所过者热肿…（《灵枢·经脉》）。肩及上臂前疼痛，实证则表现为热肿。

（二）手太阳小肠经

经络循行：……上循臑外后廉，出肩解，绕肩胛，交肩上……（《灵枢·经脉》）。循行于肩胛区及肩部后侧。

经脉病候：……肩似拔，臑似折……颈、颌、肩、臑、肘、臂外后廉痛（《灵枢·经脉》）。肩关节拘紧疼痛，活动受限。

（三）手少阳三焦经

经络循行：……循臑外上肩，而交出足少阳之后……（《灵枢·经脉》）。循行于肩部外侧。

经脉病候：……耳后、肩、臑、肘、臂外皆痛……（《灵枢·经脉》）。肩关节外侧疼痛。

（四）足少阳胆经

经络循行：……循颈，行手少阳之前，至肩上，却交出手少阳之后……（《灵枢·经脉》）。循行于肩部外侧，与三焦经相交。

经脉病候：……是主骨所生病者……（《灵枢·经脉》）。胆经可治疗骨关节疾病。

四、肩周炎的峨嵋"畅气通络"手法基础治疗

（一）俯卧位操作

患者俯卧，全身自然放松，医者站于患者旁边或头上方。

1．以"通督升阳"法畅通督脉、膀胱经

具体操作及临床作用见本章第二节。

2．气抓肩井

以肩井气抓法抓捏肩井，力度应沉稳渗透。

拇指置于肩井阳面，内劲稍大；食指、中指置于肩井阴面，内劲稍小，稳定持续停顿后再上提。每次持续4秒左右。从内向外共气抓4次，以畅通肩井周围经脉气血。

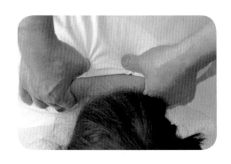

3．揉点大椎、大杼穴

以拇指气揉法与气点法相结合，分别揉点大椎及双侧大杼穴，每穴持续20秒以上。掌心平贴于肩井可使施术力度更稳定渗透。

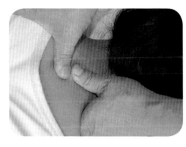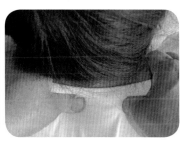

4．揉点缺盆穴

以缺盆气点法分别揉点双侧缺盆穴。

医者以意带气，集中于拇指指腹，置于缺盆穴，其余四指与掌心自然贴放于项部或肩部阳侧；五指缓缓用力，以拇指指腹逐渐贯气于缺盆穴，由轻而重，稳定渗透持续40秒以上。患者可自觉肩部及上肢麻重感，经气直通手指末梢。

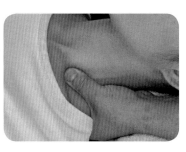

5．抓按揉点肩髃、肩髎穴

气抓法、气揉法与气点法相结合，同时抓按揉点肩髃、肩髎穴。

医者掌心平贴患者上臂三角肌（指尖向上），拇指指腹置于肩前肩髃穴，其余三指（中指、食指、无名指）置于肩后肩髎穴，以气抓法对称施予稳定渗透之力，同时以气揉法与气点法对称性揉点肩髃、肩髎穴，持续20秒以上，以充分疏通肩关节气血。

（二）仰卧位操作

患者仰卧位，医者坐位，位于患者头上方。

1. 再次揉点缺盆穴

方法同俯卧位。

2. 揉点肩关节周围穴区

拇指气揉法、气点法相结合，揉点肩关节四周穴区，揉点时将掌心充分贴附于三角肌，使力度更加稳定可控；肩髃与肩峰附近（肩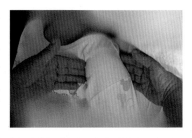髃、肩髎、巨骨穴）以及经络瘀阻明显处宜重点疏通，每穴区持续揉点10秒以上。

3. 揉点极泉穴

拇指气揉法、气点法相结合，以轻柔而渗透之力，揉点极泉穴20秒以上，揉点时将掌心充分贴附于上臂，使力度更加稳定可控。因极泉穴痛觉敏感，故力度宜柔和渗透，此法有很好的祛湿化浊作用。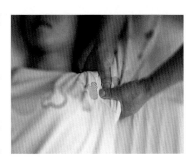

4．充分疏通上肢经脉气血

（1）疏通上肢手三阳、手三阴气血。

拇指气揉法、气点法相结合，自上而下，先阳后阴，揉点上肢手三阳、手三阴经经穴，揉点时将掌心充分环抱上臂，使力度更加稳定渗透，气血瘀积明显处宜重点疏通，持续揉点10秒以上。

（2）疏通肘、腕关节气血。

1）揉点肘关节：拇指气揉法、气点法相结合，揉点肘关节四周，揉点时将掌心充分贴附于下臂，使力度更加稳定可控；肘窝湿邪雍滞之处，宜重点疏通，每穴区持续揉点10秒以上。

2）揉点腕关节：拇指气揉法、气点法相结合，揉点腕关节周围原穴，揉点时将掌心充分贴附于大鱼际或小鱼际，使力度更加稳定可控，每穴区持续揉点10秒以上。

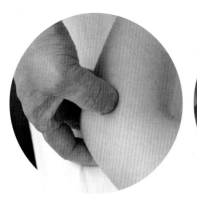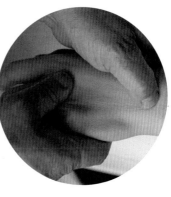

（3）疏通上肢末梢气血。

1）揉点掌指：拇指气揉法、气点法相结合，以拇指与食指中节从上而下分别揉点患者各掌指及指间关节，每关节持续揉点5秒以上，以充分畅通掌指气血经络。

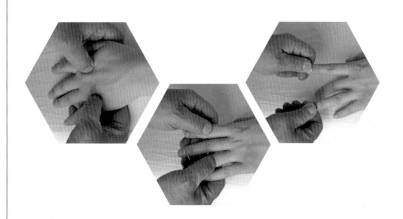

2）气拉指间关节：待手部经络充分疏通后，以十指气拉法拉通指间关节，瞬间畅通上肢末梢气血。

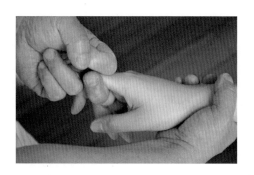

5．拉通肩关节

待肩关节及上肢经络充分疏通后，以肩关节气拉法瞬间拉通肩关节，松解肩关节粘连；以寸劲为主，切勿蛮力。

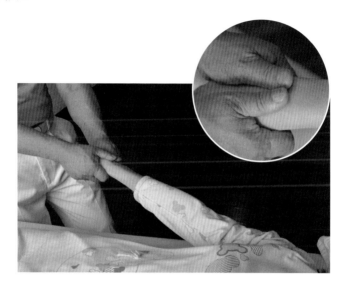

6．敲击肩关节

双手以气敲法交替敲击肩关节，频率约4次/秒，每穴区敲击10秒以上，进一步疏通肩关节气血。

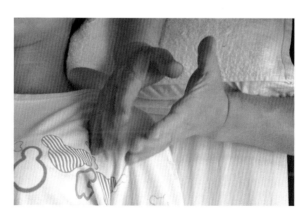

7．气擦肩关节

以双掌气擦法，每秒往返摩擦3次以上，共气擦约10秒。充分温通濡养肩关节。

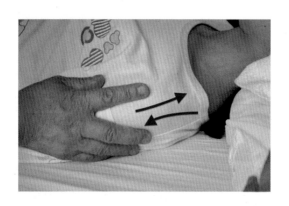

以上操作皆以疏通患侧经络气血为主，健侧宜同时疏通，以达阴阳平衡。

五、肩周炎的峨嵋"畅气通络"手法对症治疗

（一）怕冷

气揉法与气点法相结合，揉点风池、风府、曲池穴，祛风散寒。

（二）颈痛

拇指气揉法与气点法相结合，从内而外，从下到上揉点"五线"穴区，力度沉稳渗透。

六、注意事项

肩关节附近穴位敏感，手法治疗宜柔和渗透；疏通上

肢手三阴、三阳经络时，掌心宜紧贴手臂，阴阳经脉一起点揉疏通，以平衡阴阳、阴阳俱通。明确诊断肩关节骨折、肩关节结核、肩部肿瘤、肩部皮肤溃疡破损、有出血倾向或有血液病的患者、有明显神经官能症者，以及诊断不明的情况下，慎用或禁止使用任何手法和正骨手法。

七、典型病案

【病案一】 时间：2013年9月；地点：广州。

患者王某，男，50余岁。左肩关节疼痛1年余，抬举困难，不能后伸，在当地医院诊断为"肩周炎"，经多次针灸、推拿治疗未见好转。患者形容做治疗极其痛苦，如"杀猪般"疼痛。后经友人引荐郭程湘老师，采用峨嵋"畅气通络"手法治疗。

患者惊叹治疗过程舒适、无痛，且见效快，一次治疗后，肩痛即大减，活动度大大提高。后续以"畅气通络"手法治疗5次，肩周炎痊愈，未见反复。

【病案二】 时间：2003年7月；地点：汕头。

患者黄某，男，53岁。左肩关节疼痛3年余，活动受限，抬举不能，在当地医院诊断为"肩周炎"，经多种中西医方法治疗，未见明显好转。后经友人引荐郭程湘老师，予峨嵋"畅气通络"手法治疗。

治疗1次后，左肩竟能抬高许多，且疼痛大减。续以治疗1周后，左肩活动自如，毫无疼痛，完全痊愈，未见复发。患者倍感神奇，遂题字："神医佛手"。

第五章 峨嵋『畅气通络』手法临证举隅

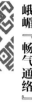

第六节
膝关节炎的峨嵋"畅气通络"手法治疗

一、膝关节炎的概述、病因病机

膝骨关节炎也称原发性膝骨关节炎、退行性膝关节病、膝骨质增生症、膝骨关节病等，是一种以退行性病理改变为基础的疾患。多患于中老年人群，其症状多表现为膝盖红肿痛、上下楼梯痛、坐起立行时膝部酸痛不适等。膝关节炎在中医学定义为"膝痹"，属于五体痹中的筋（骨）痹之一。

中医认为退行性膝关节炎患者体内正气内虚，风湿寒邪侵入人体，闭阻气血，留着经络、关节，或因年高体虚，肝肾不足，慢性劳损，筋脉关节失养，或邪停经络，久则影响气血运行，气滞血瘀，留着关节等所致，其多为慢性疼痛，缠绵难愈。

二、膝关节炎的临床表现

膝关节炎临床上多见膝关节肿胀，有时内侧、外侧关节司隙有压痛或叩击痛；关节活动有弹响摩擦音，症状常在早晨明显，可因劳累、上下楼梯、上下斜坡、从坐位或下蹲后站立时明显加重，稍微活动后症状可减轻。X线检查可见骨关节边缘增生，关节间隙变窄，韧带钙化，胫骨髁间刺变尖，有时可见骨质疏松或关节内游离体。

三、膝关节炎的相关经络

（一）足阳明胃经

经络循行：……下膝膑中，下循胫外廉，下足跗，入中趾内间……（《灵枢·经脉》）。循行于膝关节前外侧。

经脉病候：……膝膑肿痛，循膺、乳、气街、股、伏兔、骭外廉、足跗上皆痛……（《灵枢·经脉》）。

（二）足太阴脾经

经络循行：……循胫骨后，交出厥阴之前，上膝股内前廉……（《灵枢·经脉》）。循行于膝关节前内侧。

经脉病候：……股膝内肿厥，足大指不用……（《灵枢·经脉》）。

（三）足太阳膀胱经

经络循行：……循髀外后廉下合腘中，以下贯腨内，出外踝之后……（《灵枢·经脉》）。循行于膝关节后侧。

经脉病候：……髀不可以曲，腘如结，腨如裂……腰、尻、腘、腨、脚皆痛……（《灵枢·经脉》）。

（四）足少阴肾经

经络循行：……以上腨内，出腘内廉，上股内后廉……（《灵枢·经脉》）。循行于膝关节内侧后方。

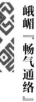

经脉病候：……脊股内后廉痛，痿厥，嗜卧……（《灵枢·经脉》）。

（五）足少阳胆经

经络循行：……以下循髀阳，出膝外廉，下外辅骨之前……（《灵枢·经脉》）。循行于膝关节外侧中间。

经脉病候：……是主骨所生病者……胸、胁、肋、髀、膝外至胫、绝骨、外踝前及诸节皆痛……（《灵枢·经脉》）。

（六）足厥阴肝经

经络循行：……交出太阴之后，上腘内廉，循股阴……（《灵枢·经脉》）。循行于膝关节内侧中间。

经脉病候：……肝主筋，筋无气故足软好卧而屈膝……（《素问·厥论》）。

四、膝关节炎的峨嵋"畅气通络"手法基础治疗

（一）俯卧位操作

患者俯卧，全身自然放松，医者站于患者旁边。

1．以"通督升阳"法畅通督脉、膀胱经

具体操作及临床作用见本章第二节。

2．揉点扣抱下肢经脉

医者两掌自然环抱大腿根部，两手拇指腹置于膀胱经经脉，其余四指对称贴附于大腿两侧。气点法、气揉法、气抱法相结合，自上而下，对称揉点扣抱足三阴、是三阳经穴，气血瘀阻明显处宜重点疏通。

3．揉点委中及腘窝瘀结

拇指气揉法、气点法相结合，以双手拇指揉点委中及腘窝周围经络瘀结处，柔和渗透，每处瘀结持续揉点10秒以上。可适当将膝关节屈曲90°以更好疏通瘀结。湿浊瘀邪大多集中于关节窝，此法可祛湿化浊，对日久顽固的膝关节病有较好疗效。因腘窝皮肤娇嫩，故力度宜柔和渗透。

4．摇动膝关节

医者一掌贴抱患者腘窝，另一掌捉稳患者踝关节，以膝关节为支点，顺、逆时针各摇动膝关节4次，动作自然大气。此法可滑利膝关节。

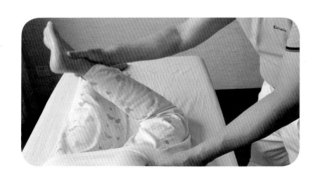

5．垫掌压膝

医者一掌贴抱患者腘窝，另一掌捉稳患者踝关节，以膝关节为支点，将小腿持续往下压。此法可调整膝关节间隙。

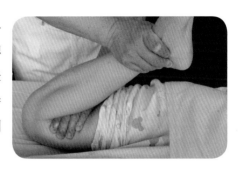

（二）仰卧位操作

患者仰卧位，医者坐位，位于患者头上方。

1．揉点下肢经脉

医者两掌自然环抱大腿根部，两拇指腹分别置于脾、胃经脉，其余四指对称贴附于大腿后侧。气点法、气揉法、气抱法相结合，自上而下，对称揉点扣抱足三阴、足三阳经穴，气血瘀阻明显处宜重点疏通。

2．抱揉膝关节

双掌心环抱膝关节，拇指在前，四肢指腹对称贴附于腘窝；以气抱法与气揉法相结合，揉抱膝关节，持续约20秒，以充分濡养膝关节。

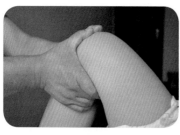
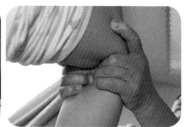

3．推揉髌骨

此法从拇指气推法演化而来，医者两手拇指分别置于髌骨上下，相互配合推揉髌骨，使髌骨充分活动。此法对疏通膝关节气血大有裨益。

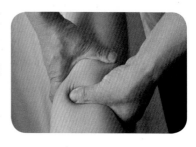

4．揉点胫骨旁经穴

拇指气揉法、气点法相结合，从上而下揉点胫骨两旁脾胃经经穴，每穴区持续揉点5秒左右。可双手同时进行加大揉点范围。

5．充分疏通足部气血

（1）气抱足掌。

双掌心对称贴抱患者足掌，以气抱法气抱足掌持续约10秒，使气血贯通足部。

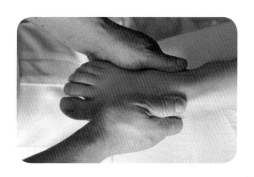

（2）揉点掌趾。

拇指气揉法、气点法相结合，以拇指与食指中节从上而下分别揉点患者各跖趾及趾间关节，每关节持续揉点5秒以上，以充分畅通足趾气血经络。

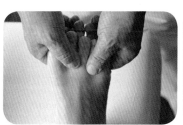
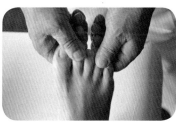

（3）气拉十趾。

待足部经络充分疏通后，以十趾气拉法拉通趾间关节，瞬间畅通下肢末梢气血。

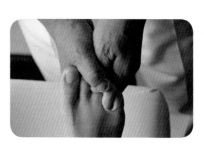

6．敲击膝关节

患者自然屈膝垂直立于床面，医者双手以气敲法交替敲击膝关节，频率约4次/秒，进一步疏通膝关节气血。

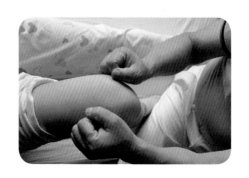

7．气擦膝关节

患者自然屈膝垂直立于床面，医者以双掌气擦法，每秒往返摩擦3次以上，以充分温濡膝关节。

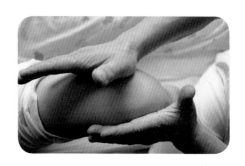

五、膝关节炎的峨嵋"畅气通络"手法对症治疗

（一）正气虚衰

以气点法点按双侧足三里穴，持续渗透，每穴持续30秒以上，患者可觉经气向下传导至足趾。

（二）腰痛

医者以拇指及肘部气揉法、气点法相结合，同时对称揉点腰背部督脉、膀胱经经穴，柔和渗透。

六、注意事项

手法治疗宜根据个体情况适当控制力度，轻而不浮，重而不痛。膝关节有明显急性炎症、膝关节周围皮肤溃破、严重创伤（如骨折、半月板损伤等）、关节感染等情况下，慎用或禁止使用任何手法和正骨手法。

七、典型病案

【病案一】 时间：2013年3月；地点：广州。

患者陈某，男，55岁。双膝关节疼痛十余年，加重2月，活动受限，局部肿大，不能屈曲，行走困难，在当地医院行X线检查示：膝关节严重骨质增生，关节腔积液，多年反复住院治疗，未见明显好转。经友人推荐郭程湘老师予以峨嵋"畅气通络"手法治疗。

治疗期间，患者自诉之前治疗一直集中于膝眼关节腔等位置，但郭老师却重点处理膝后腘窝瘀结，力度连绵不绝，

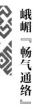

持续渗透，整个膝关节皆有温热感。治疗1次后，患者膝痛即大减，膝关节活动度明显增大。后连续治疗5次，患者膝痛痊愈，未见明显发作。

【病案二】 时间：2011年3月；地点：广州。

患者赵某，男，55岁，左膝关节疼痛十余年，局部肿胀，活动受限，不能下蹲，天气变化时明显加重，在当地医院行X线检查示：膝关节严重增生，关节腔积水。周转于多家医院治疗后，效果欠佳。后经友人推荐郭程湘老师予以峨嵋"畅气通络"手法治疗。

治疗期间，患者自诉郭老师不仅治疗自己的膝关节疾患，还针对自己的腰部瘀结进行了处理，手到之处，皆为自己最痛的地方，在点按腰部痛点时，可觉绵绵暖流一直慢慢地传到膝关节，非常神奇。治疗1次后，患者膝痛较前明显缓解，肿胀消退，已可慢慢下蹲。后连续治疗7次，患者膝痛已完全消失，未见复发。

第七节
失眠症的峨嵋"畅气通络"手法治疗

一、失眠症的概述、病因病机

失眠症是一种持续时间较长的睡眠质量和／或数量不能达到正常人体生理需要的异常状态，包括睡眠时间、深度及体力恢复的不足。本症属于祖国医学"不寐""目不瞑"等范畴，多因生活、工作压力的增大，邪气扰动或正虚失养，阴阳失衡，导致神不守舍，不能获得正常睡眠而发病。病位在脑、与心、肝（胆）、脾（胃）、肾密切相关。

在正常情况下，卫气昼行于阳经，阳气盛则瞑；夜行于阴经，阴气盛则寐。如机体阴阳失调，阳不入阴则产生不寐，如《灵枢·大惑论》曰"卫气不得入于阴，常留于阳。留于阳，则阳气满，阳气满则阳跷盛；不得入于阴，则阴气虚，故目不瞑"。气血虚衰，营卫之气不足会导致不寐，如《灵枢·营卫生会》曰"老者之气血衰，其肌肉枯，气道涩，五脏之气相搏，其营气衰少而卫气内伐，故昼不精，夜不瞑"。邪气外袭也可引起不寐，如《灵枢·淫邪发梦》

曰："正邪从外袭内，而未有定舍。反淫于脏不得定处，与营卫俱行，而与魂魄飞扬，使人卧不得安而喜梦。"

二、失眠症的临床表现

表现为入睡困难、睡眠质量下降和睡眠时间减少。常有白天困倦，工作能力下降，容易出现日间嗜睡现象。本病伴随有胸闷、心悸，便秘或腹泻、胃胀，头痛和腰痛，情绪控制能力减低等症状。

《中国成人失眠诊断与治疗指南》制定了中国成年人失眠的诊断标准：①失眠表现：入睡困难，入睡时间超过30分钟；②睡眠质量：睡眠质量下降，睡眠维持障碍，整夜觉醒次数≥2次、早醒、睡眠质量下降；③总睡眠时间：总睡眠时间减少，通常少于6小时。

在上述症状基础上同时伴有日间功能障碍，睡眠相关的日间功能损害包括：①疲劳或全身不适；②注意力、注意维持能力或记忆力减退；③学习、工作和/或社交能力下降；④情绪波动或易激惹；⑤日间思睡；⑥兴趣、精力减退；⑦工作或驾驶过程中错误倾向增加；⑧紧张、头痛、头晕，或与睡眠缺失有关的其他躯体症状；⑨对睡眠过度关注。

失眠根据病程分为：①急性失眠，病程≥1个月；②亚急性失眠，病程≥1个月，<6个月；③慢性失眠，病程≥6个月。

三、失眠症的相关经络

（一）督脉

督脉与任、冲同起于胞中，前通任脉，上贯心，归属髓海；是"阳脉之海""阳脉之都纲""经脉之海"，旁通足太阳、足少阴，与脑、心、肾关系密切。脑为元神之府；心主神志；肾藏精舍志。故督脉能总督诸阳，交通阴阳而治疗失眠。

（二）足太阳膀胱经

经络循行：起于目内眦，上额，交巅……从巅入络脑……（《灵枢·经脉》）。

经脉病候：……狂、癫疾、头囟项痛，目黄、泪出（《灵枢·经脉》）。

（三）手少阴心经

经络循行：起于心中，出属心系……（《灵枢·经脉》）。

经脉病候：主心所生病（《灵枢·经脉》）。

（四）足少阴肾经

经络循行：……从肺出，络心，注胸中（《灵枢·经脉》）。

经脉病候：……气不足则善恐，心惕惕如人将捕之……烦心，心痛……（《灵枢·经脉》）。

（五）手厥阴心包经

经络循行：……起于胸中，出属心包……（《灵枢·经脉》）。

经脉病候：……心中憺憺大动……喜笑不休……烦心，心痛……（《灵枢·经脉》）。

（六）阴跷、阳跷脉

经络循行：阴跷者，其脉起于跟中足少阴然谷穴之后……入骯内廉，上行属目内眦……阳跷者，起于跟中，出足太阳之申脉……交目内眦、会睛明，入脑……（《奇经八脉考》）。

经脉病候：跷脉，……气并相还则为濡目，气不荣则目不合（《灵枢·脉度》）。阴跷、阳跷脉阴阳失调、气机失养，则嗜睡或失眠。

四、失眠症的峨嵋"畅气通络"手法基础治疗

（一）俯卧位操作

患者俯卧，全身自然放松，医者站于患者旁边或头上方。

1. 以"通督升阳"法畅通督脉、膀胱经

具体操作及临床作用见本章第二节。

2. 揉点"五线"

"五线"是指项后正中督脉线、棘突旁双侧膀胱经线和双侧横突连线。

拇指气揉法与气点法相结合，从内而外，从下到上揉点"五线"穴区，力度沉稳渗透，其余四指及掌心贴附于对侧颈项可使力度更稳定易控。发现气血瘀阻明显处宜重点疏

通。每"线"宜揉点60秒左右。

3．揉点风池、风府

（1）揉点风池穴。

双拇指气揉法与气点法相结合，揉点风池穴。

医者双手拇指紧按压池穴，其余手指对称性紧扣头部，双拇指边揉边按，由浅入深后稳住，十指同时收紧，缓缓运气，在意念带动下运气注于双拇指尖，患者局部有酸胀麻感，随着运气的继续增大，酸麻胀感会向周围甚至鼻尖部放射，点压时间1分钟，点压运气的大小因人而异。

（2）揉点风府穴。

拇指气揉法与气点法相结合，揉点风府穴。

医者拇指置于风府穴（医者站左侧用右拇指，右侧用左拇指），其余四指至于头部，点揉方法同风池穴。

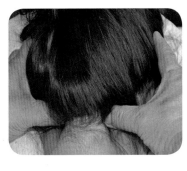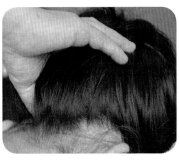

4．气抓后枕经穴

医者以虎爪劲，从下而上气抓后枕部督脉、膀胱经、胆经穴区。

医者以意带气，集中于十指指腹，拇指指腹置于头部正中督脉，其余指腹对称分布于两侧头部，力度渐进渗透并稳定，抓按经穴，每穴区稳定持续5秒以上。此法有较好的通阳化气，镇静安神作用。

（二）仰卧位操作

患者仰卧位，医者坐位，位于患者头上方。

1．推揉点按前额穴区

（1）拇指气推额中线。

以拇指气推法，气推眉心至神庭，平稳而渗透，重复4次，每次用时约3秒。

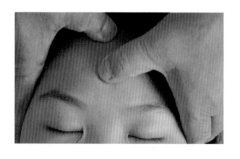

（2）揉点印堂、上星

拇指气揉法、气点法相结合，"先揉后点，点后再揉"，分别点揉印堂、上星穴，每穴持续约1分钟。

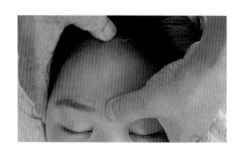

2．推揉点按眼周穴区

（1）双拇指分推眼框、颧弓、下颌骨。

以双拇指气推法，从中线始向外分别对称分推上眼眶、下眼眶、颧弓、下颌骨，柔和而渗透，每部位分推两次，每次分推约用时4秒。

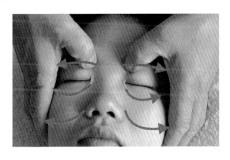

（2）揉点攒竹、四白、太阳穴

拇指气揉法、气点法相结合，"先揉后点，点后再揉"，分别对称点揉攒竹、四白、太阳穴，轻柔而渗透，每穴持续约10秒以上，因面部皮肤娇嫩敏感，故应以指腹轻柔点按，切勿蛮力。

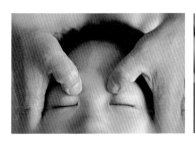
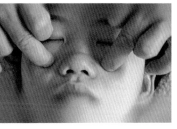

3．揉点耳前至太阳穴区域

医者触诊耳尖上2厘米至太阳穴区域，找到气血瘀积点，以拇指或三指气揉法、气点法相结合，"先揉后点，点后再揉"，疏通瘀积点气血，每瘀积点约点揉1分钟。

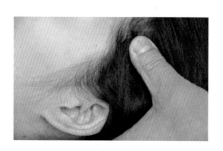

4．气抓前额及颠顶经穴

医者以虎爪劲，从上而下气抓前额及颠顶部督脉、膀胱经、胆经穴区。方法如气抓后枕经穴。

5．揉点内关、涌泉、申脉、照海穴

气揉法、气点法相结合，"先揉后点，点后再揉"，分别揉点内关、涌泉、申脉、照海穴（申脉、照海穴宜拇指、食指共同配合夹点）。此皆治疗失眠要穴，有较好交通阴阳，安神潜阳功效。

五、失眠症的峨嵋"畅气通络"手法对症治疗

（一）头痛、头晕

气揉法与气点法相结合，加强揉点风池、风府、太阳穴，力度柔和渗透，每穴揉点20秒以上。以气抓法全面揉点头部经穴，持续而渗透，每穴区揉点10秒以上。

（二）胸闷、心悸

气揉法与气点法相结合，加强揉点内关、神门穴，每穴

揉点20秒以上。

（三）情绪控制差

气揉法与气点法相结合，揉点太冲、行间穴，力度柔和渗透，每穴揉点20秒以上。

六、注意事项

手法治疗宜根据个体情况适当控制力度，轻而不浮，重而不痛。应注意鉴别躯体疾病、精神障碍、药物滥用等引起的继发性失眠。伴有严重呼吸睡眠呼吸紊乱、睡眠运动障碍等，以及有明显神经官能症者，在诊断不明的情况下，慎用或禁止使用任何手法和正骨手法。

七、典型病案

【病案一】　时间：2010年12月；地点：广州二沙岛。

患者赵某，女，76岁，反复头部剧烈疼痛30余年，长期失眠，自诉头痛每每发作，痛不欲生，头痛粉已吃了几大盆，当时稍有缓解，隔三差五又反复发作，经多家医院详细检查均未能发现病因，经各种中西医治疗均未见好转。后经友人引荐郭程湘老师予以峨嵋"畅气通络"手法治疗。

治疗期间，患者自述郭老师指力非常强劲，但却丝毫没有痛感，特别是十指抓按头部时，整个头部血脉皆被打通，畅快无比。治疗1次后，患者自觉神清气爽，眼睛发亮，头部从未有过地轻松自在，当晚一觉睡到天亮。后续以治疗3

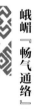

次，患者头痛痊愈，睡眠良好，未见复发。

【病案二】　时间：2016年4月；地点：广州珠江新城。

患者汪某，女，78岁，反复头后部疼痛、睡眠障碍十余年。患者自诉头部时常疼痛，发烫感，伴颈项僵痛，失眠，曾赴多家医院检查均未发现病因，予各种中西医治疗均未见好转。后经友人引荐郭程湘老师予峨嵋"畅气通络"手法治疗。

治疗期间，患者自述郭老师手到之处，犹如春风拂过，处处充满温馨，当点按头后部经穴时，可觉一股经气，如清泉般缓慢流进头内深处。虽然点按的手指不动，但经气却连绵不绝向内传导，非常神奇。治疗1次后，患者颈项僵痛明显好转，头部自觉清爽畅快，当晚睡眠很好。后续以治疗2次，头痛痊愈，每天能安睡，未见复发。

【病案三】　时间：2016年9月；地点：西藏曲古寺。

路人，老婆婆，70余岁，因头痛不适，蹲坐路边，痛苦不堪。郭程湘老师恰好路过，对老婆婆微笑合十，细心安抚，表明自己是医生身份后，即给予峨嵋"畅气通络"手法治疗，经气点头部经穴约5分钟后，老婆婆露出欣喜表情，用手比划表达头部已不痛了，并深情地用额头触碰郭老腹部表示感激。

随时随地，实无所得，忠诚地为众生解除病患，便是"佛手"精神的自然体现。

第六章

峨嵋『畅气通络』针法

《灵枢·刺节真邪》曰：『用针之类，在于调气。』

《灵枢·终始》亦说：『凡刺之道，气调而止。』峨嵋『畅气』针法，以峨嵋功法为根基，以佛道理论为心法，在中医经络理论的指导下，以意带气，以气行针，作用于人体腧穴，调和经络脏腑气机，畅通气血，平衡阴阳。

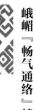

一、针法原理

《素问·宝命全形论》曰："人以天地之气生，四时之法成。""天地合气，命之曰人。"人是自然的一部分，人体的气机变化也符合升降浮沉的自然规律，正如李东垣所说"万物之中，人一也，呼吸升降，效象天地，准绳阴阳"。

经络系统主要由经脉和络脉组成，外连经筋皮部、四肢百骸，内属五脏六腑，"气"沿着经络系统这个交通要道通达脏腑和四肢，以维持人体正常的生理功能。穴位即脏腑经络之气输注和留止的部位，《灵枢经·九针十二原》明言："节之交，三百六十五会，……神气之所游行出入也，非皮肉筋骨也。"可见，"穴位"就是"气穴"，是气游行出入的地方，是运用针刺调节人体气机的重要门户。

峨嵋"五步一坐"桩功可"聚气""守气"；峨嵋内功养生法可"采气""运气"，这是峨嵋"畅气"针法的根基，需持之以恒，坚持修炼。

二、守神守意

峨嵋"畅气"针法以佛道理论之慈悲精诚、清静无为基本心法。心主神明，《素问·移精变气论》曰："得神者昌，失神者亡。"《素问·宝命全形论》曰："凡刺之真，必先治神。""畅气"针法关键在于"守神、守意"。

峨嵋"畅气"针法要求医者以意运气，以气行针，医患互动，均配合呼吸吐纳，尽可能最大程度激发经气，使经络脏腑之气通达，以达到机体相对阴阳平衡的状态。

（一）医者守神

医者守神主要体现在针刺的过程中宁心静气，体会针下的感觉，辨识患者的神态。守神应贯穿针刺的始终。

针刺治疗前，医者应与患者以"神"相互交流，"告之以其败，语之以其善，导之以其便，开之以其所苦"（《灵枢·师传》），语气平和、态度和蔼，消除患者紧张情绪，取得患者信任。对于不信任或不接受针刺治疗的患者，很难取得效果，如《素问·五脏别论》所说"恶于针石者，不可与言至巧。病不许治者，病必不治，治之无功矣"。

进针之时，要求医者心无杂念、意志专注。《灵枢·九针十二原》云："持针之道，坚者为宝，正指直刺，无针左右，神在秋毫，属意病者，审视血脉者，刺之无殆。"《标幽赋》亦云："目无外视，手如握虎；心无内慕，如待贵人。"

行针留针过程中，要求医者精神内守，不受外界干扰，耐心候气。如《素问·离合真邪论》曰"呼尽内针，静以久留，以气至为故。如待所贵，不知日暮。其气以至，适而自护"。《灵枢·终始》也提到"必一其神，令志在针。浅而留之，微而浮之；以移其神，气至乃休"。

（二）患者守神

治疗过程中，细心呵护，嘱患者留针过程中，配合深长缓慢呼吸，仔细体会身体的变化，可以促进气在体内运行，增强行气导气功效。

《素问·针解》云："刺虚则实之者，针下热也，气实

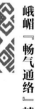

乃热也。满而泄之者，针下寒也，气虚乃寒也。"《针灸大成·三衢杨氏补泻》在描述苍龙摆尾手法时提到"其气自然交感，左右慢慢拨动，周身遍体，夺流不失其所矣"。《针灸大成·南丰李氏补写（医学入门）》曰："若患人觉痛则为实，觉酸则为虚。"

"寒""热""痛""酸"以及气机周身流动等感觉均是人体的气在针刺状态下达到阴阳平衡的过程中所产生的现象，患者需精神内守、细细体会，则更有利于身体气机的通达。

三、守经守位

（一）守经

"宁失其穴，勿失其经"，经络在诊治疾病中起关键作用。金代张从正在《儒门事亲》中提到"不诵十二经络，开口动手便错"，《针灸大成·卷二》说："言能识本经之病，又要认交经正经之理，则针之功必速矣"。针刺治疗时应首先注意经络辨证，辨识清楚病变所在经络，以及经络之气盛衰情况。

（二）守位

针刺穴位时应中"气穴"，无中"肉节"。《灵枢经·邪气脏腑病形》篇中说"刺此者，必中气穴，无中肉节。中气穴，则针游于巷；中肉节，即皮肤痛"。穴位为神气游行出入之所，针刺"气穴"，可激发经气，促进气机在全身经脉的运行。若针刺在"肉节"，在"皮肉筋骨"，则局部的痛感强烈，气机易聚集在针刺局部，反而不易在经脉中流行起来，更不容易通达脏腑。

四、气至效至

（一）"气至"而有效

"气至"为针刺疗效的机要。《灵枢·九针十二原》曰："刺之而气不至，无问其数，刺之而气至，乃去之，勿复针……刺之要，气至而有效。"

"气至"为"谷气至"，和缓而微妙。《灵枢·终始篇》曰："邪气来也紧而疾，谷气来也徐而和。"《灵枢·终始》中解释道："故一刺则阳邪出，再刺则阴邪出，三刺则谷气至，谷气至而止。所谓谷气至者，已补而实，已泻而虚，故以知谷气至也。"谷气至是指通过针刺治疗后，使经脉的气血达到阴阳平衡的状态，即针刺行补法后，经脉气血的运行由缓慢变为流畅，行泻法后则由盛大变为缓和。

（二）如何判断"气"是否已至

辨"气至"与否，主要靠脉象变化及针下感觉。坚持修炼峨嵋功法的医者，具备更加精微的感知能力。

1. 脉象变化

单纯的症状改善往往不能反映治疗的实质，脉象的变化是衡量是否"气至而有效"的标准，需仔细揣摩于针刺前后"坚"与"不坚"的微妙变化。如《灵枢·终始》云"所谓气至而有效者，泻则益虚，虚者脉大如其故而不坚也，坚如

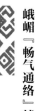

其故者，适虽言故，病未去也。补则益实，实者脉大如其故而益坚也，夫如其故而不坚者，适虽言快，病未去也"。

2. 针下感觉

针刺时气至的感觉应该是饱满而柔和，如《灵枢·邪气脏腑病形》曰"中气穴，则针游于巷"，《标幽赋》提到"气之至也，如鱼吞钩饵之浮沉，气未至也，如处幽堂之深邃"。

五、平调阴阳

峨嵋"畅气"针法的作用，就是通过调整经络脏腑气机，使机体达到相对阴阳平衡的状态。《素问·平人气象论》曰"平人者不病也"。"平"即是"平衡""平和"。

（一）畅气以通调经络

经络是气血运行的通道，经络的通畅是通过气机的通畅来实现的。在调整人体气机方面，微针是最理想的工具。《灵枢·九针十二原》开篇即提出了"欲以微针通其经脉，调其血气，营其逆顺出入之会"。

（二）畅气以调补脏腑

气机的紊乱可以导致脏腑功能失调，引发相应症状，如《灵枢·五乱》云"气乱于心，则烦心密嘿，俯首静伏；乱于肺，则俯仰喘喝，接手以呼"。"畅气"针法通过调整人体的气机，使五脏六腑气机升降有序，以恢复正常的生理功能。

（三）畅气以调治心神

气机的运行失常可以造成情绪紊乱、心神不安，如《素问·举痛论》提到"余知百病生于气也，怒则气上，喜则气缓，悲则气消，恐则气下，寒则气收，炅则气泄，惊则气乱，劳则气耗，思则气结"。"畅气"针法通过调整人体气机使之升降有序，可以改善情绪、调治心神。

第七章　峨嵋『畅气通络』灸法

《灵枢·官针》曰：『针所不为，灸之所宜。』明代李时珍曰：『艾灸用之则透诸经，而治百种病邪，起沉疴之人为康泰，其功大矣。』峨嵋『畅气通络』灸法，以峨嵋功法为根基，以佛法禅道为心法，以中医经络为基础；以意带气，以气御灸，温阳通络，达到散寒除湿，消瘀散结、通痹止痛之功效。

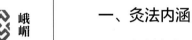

一、灸法内涵

"医者之灸在于气，圣人之灸在于神"。畅气通络灸法精髓，在于融武医禅为一体，形神俱备，内外兼修。"畅气通络"医者须功法、心法、手法，三法合一，练功聚气，凝神守意，以意带气，以气御灸；灸与手合，手与身合，身与心合，柔和透达，温透经脉，扶正祛邪，精益求精，永无止境。

二、操作要点

医者需气聚丹田，足掌抓地，沉肩坠肘，身心放松。"心浮则火燥，火燥则气乱"，治疗过程中，需心境平和，柔和平稳，精微把控施灸部位、距离、时长、速度，掌握最佳火候。让灸火柔和渗透深层经脉，阳气贯通全身，温濡脏腑，扶正祛邪。

三、操作方法

（一）基础手法

1. 循经法

医者以意带气，以气御灸，艾条火头稳定往返经脉循行路线行灸，灸热逐渐渗透经脉，扶正祛邪。

在施灸过程中，常以此法为治疗基础，调动人体充足的经气，为进一步的施治奠定了基础，从而达到更好的临床疗效。

2. 回旋法

医者以意带气，以气御灸，艾条火头距离皮肤3～5厘

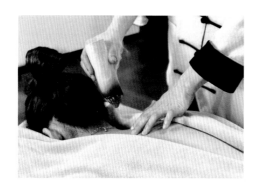

米，环绕穴位或病灶中心点，缓慢稳定顺时针旋转，灸热逐渐渗入穴位深层，濡养脏腑。补法，适应于病灶范围较大时。

3. 悬定法

医者以意带气，以气御灸，意守穴位或病灶中心点，艾条火头调整到最佳距离后（患者恰好感到舒适温热感），稳定不动，激发患者经气自然传导。补法，适用于病灶范围较小时。

4. 雀啄法

刮除艾灰，吹红火头，医者以意带气，以气御灸，意守穴位或病灶中心点，艾条火头缓缓靠近至距离皮肤1～2厘米，停留2～4秒后（根据患者病情及耐受度情况），迅速抽离，循环重复4～8次（根据患者自身状况）。泻法，适用于邪气壅盛之实证。

（二）常用操作步骤

"用灸如用兵"，需分工、布阵，逐层深入，重点击破。

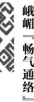

1. "通督升阳" 灸法

督脉为"阳脉之海"，膀胱经为"一身之表"，"通督升阳"灸法可瞬间祛除表邪，温补全身阳气，祛除病邪创造良好的基础条件。

（1）患者俯卧位，医者以循经法，从患者督脉大椎穴开始，缓缓向下灸至长强穴，循回往返，大椎、命门、腰阳关及寒湿瘀阻处灸以悬定法，以灸热温透入经脉为度。

（2）以循经法，从左侧定喘穴（大椎旁0.5寸）开始，缓缓向下沿膀胱经左侧第1侧线灸至会阳穴，循回往返，肾俞、寒湿瘀阻处灸以悬定法或回旋法，以灸热温透入经脉为度。

（3）方法同步骤（2），灸膀胱经右侧第1侧线。

（4）以循经法，从右侧附分穴（第2胸椎棘突下旁开3寸）开始，缓缓向下沿膀胱经左侧第2侧线灸至秩边穴（平第4骶后孔，骶正中嵴旁开3寸），循回往返，寒湿瘀阻处灸以悬定法或回旋法，以灸热温透入经脉为度。

（5）方法同步骤（4），灸膀胱经右侧第2侧线。

2. 大椎穴"十字型"灸法

此灸法用于温通颈项部经络气血。

（1）患者俯卧位，医者以循经法，以大椎穴为中心，沿督脉从风府至身柱（第3胸椎棘突下）纵向往返行灸，风府穴处灸以悬定法，以灸热温透入经脉为度。

（2）医者以循经法，以大椎穴为中心，于双侧肩髎穴间横向往返行灸，肩井穴及寒湿瘀阻处灸以悬定法或回旋法，以灸热温透入经脉为度。

3. 腰阳关穴"十字型"摆尾灸法

此灸法用于温通腰骶部经络气血。

（1）患者俯卧位，以腰阳关为中心，沿督脉从悬枢（第1腰椎棘突下凹陷处）至长强纵向往返行灸，命门穴处灸以悬定法，以灸热温透入经脉为度。

（2）医者以循经法，以腰阳关为中心，于双侧腰眼穴间横向摆尾行灸（顺应腰肌曲度，腰阳关为最低，向两侧逐渐升高），腰眼穴处灸以回旋法，以灸热温透入经脉为度。

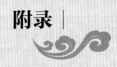

一、峨嵋"二锦"养生法

（一）两手托天理三焦

两脚分开与肩同宽，足趾紧扣抓地，两腿挺直，上体正直略微收肛；两手托天手指交叉，掌心向上两臂伸直，抬头挺胸目视两手。全身协调一致，自然呼吸，做到天地人合一，内外相通。此动作练2～3分钟。此法使胸廓充分打开，三焦之气得以畅通。

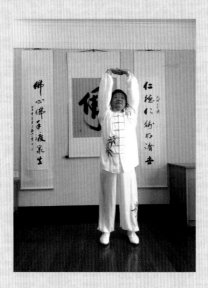

【要点】足尖向前，足掌抓地；两手交叉，托天向上；自然呼吸，内外相通。

【功效】全身上下贯通，调理三焦气血。

（二）两腿换提百病消

在动作一的基础上两腿屈膝换提，足尖向下，大腿尽量抬高；前足掌着地，初学者两腿换提100次，逐步练到300下。自然呼吸，上体保持托天理三焦。每天早晚练习，贵在坚持。每次时间大约5～8分钟。此法有利于椎间小关节自动调整复位，促进椎体生理曲度恢复正常。

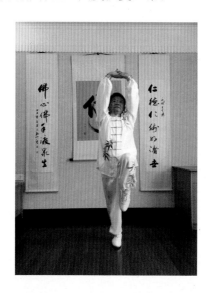

【要点】足尖向下，大腿尽量抬高；前足掌着地，两腿交替换提。

【频率】自然呼吸，两腿换提100~300下，每次坚持5～8分钟，早晚练习。

【功效】有效预防头痛、失眠，颈椎、腰椎、肩周、膝关节等疾病。

二、峨嵋"畅气通络"科研成果一览

(一)发表论文

刘万鹏,杨仁轩,郭程湘.峨嵋手法流派及其学术传承[J].广州中医药大学学报,2014,5(31):843-844.

杨仁轩,郑德采,范京强等.郭程湘手法精要[J].西部中医药,2012(6):255-256.

刘万鹏,杨仁轩,郭程湘.峨嵋派"畅气通络"手法治疗颈椎病体会[J].按摩与康复医学,2014,5(2):186-187.

范京强,郭程湘,杨仁轩等.郭氏"畅气通络"手法治疗神经根型颈椎病的疗效观察[J].实用医学杂志,2011,27(12):2267-2268.

郑德采,李漾,郭程湘.郭氏点穴疗法对照传统定位旋转复位治疗神经根型颈椎病的临床观察[J].四川中医,2013,31(1):134-135.

范京强,郭程湘,温勇.郭氏"畅气通络"手法配合运动针法治疗落枕50例疗效观察[J].按摩与康复医学,2012,6(3):54.

凌耀权.畅气通络手法配合热奄包治疗颈型颈椎病30例临床观察[J].中国民族民间医药,2016,22.

刁鸿辉.郭氏"畅气通络法"治疗椎动脉型颈椎病临床观察[J].深圳中西医结合杂志,2016,5:42-44.

刁鸿辉.郭程湘畅气通络治疗腰椎间盘突出症随机平行对照研究[J].实用中医内科杂志,2016,9:105-107.

邓特伟,郭程湘.郭氏"畅气通络"手法治疗膝关节炎体会[J].中医药导报,2016,22(8):51-52.

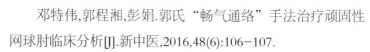

邓特伟,郭程湘,彭娟.郭氏"畅气通络"手法治疗顽固性网球肘临床分析[J].新中医,2016,48(6):106-107.

沈颖,刁鸿辉,杨仁轩等.郭氏"畅气通络法"治疗椎动脉型颈椎病临床观察[J].深圳中西医结合杂志,2016,26 (9):42-44.

凌耀权,杨仁轩,邓聪等."畅气通络"手法联合针刺百会穴治疗颈椎病的效果及对血流速度的影响[J].中医药导报,2017,14(16):82-85.

（二）研究课题（截至2018年1月）

郭程湘"畅气通络"手法治疗颈椎病的临床研究，杨仁轩，广东省科学技术厅，粤科社字[2012]159号，2012年7月—2015年6月。

郭程湘名中医药专家传承工作室，杨仁轩，广东省中医院，中医二院[2014]89号，2014年1月。

郭氏"畅气通络"点穴手法手法治疗神经根型颈椎病的疗效和安全性研究，范京强，广东省中医药管理局，2012KT1282，2012年5月—2014年5月。

畅气通络手法技术操作规范制定，邓特伟，广东省质监局，粤质检标[2016]664号，2016年9月。

基于激痛点超声特征探讨"畅气通络"手法治疗非特异性下腰痛，吴树旭，广东省中医药管理局，粤中医[2018]20181100号，2018年1月。

"畅气通络"治疗肩周炎的临床研究，郑德采，广东省中医药管理局，粤中医[2018]01014402号，2018年1月。

峨嵋派"畅气通络"手法治疗神经根型颈椎病的临床评估体系研究，陈茂水，广东省中医药管理局，粤中医[2018]20183008号，2018年1月。

三、峨嵋"畅气通络"等级评定标准表

等级	功法	心法	手法
初级 一段、 二段	• 熟练"五步一坐"基本功； • 熟练六通拳	• 立下"誓愿普救含灵之苦"之志向； • 初步具有慈悲、感恩之心	• 从事"畅气通络"手法3个月以上； • 熟悉基本流程； • 施术力度具有初步渗透力； • 对治疗失眠、颈椎病、腰椎病等特定病种有较好疗效
中级 三段、 四段、 五段	• 基本功扎实； • 有较好的内功； • 精通六通拳； • 熟练四门扣桩拳及峨嵋基本搏击术； • 对峨嵋兵器有基本认识	• 有较高的慈悲、感恩之心，并有一定的智慧； • 为人宽容，主动	• 从事"畅气通络"手法2年以上； • 动作连续、流畅； • 施术力度柔和稳定，有一定的渗透力； • 治疗特定病种有很好疗效，治疗内外妇儿适应病症有较好疗效
高级 六段、 七段、 八段	• 基本功十分扎实； • 内功深厚； • 精通峨嵋相关拳术、搏击术； • 熟练峨嵋兵器，并精通一两门； • 对其他门派武术有一定认识，招式灵活多变	• 具有很高的慈悲与智慧； • 喜乐常在，乐于行舍； • 他人靠近便觉欢欣自在	• 从事"畅气通络"手法5年以上； • 动作十分流畅，不拘于形； • 施术力度轻柔持续，有很好的渗透力； • 治疗特定病种有极佳疗效，内外妇儿适应病症有很好疗效，某些疑难杂症有较好疗效
特级 九段	• 基本功、内功极其扎实深厚； • 精通峨嵋各类拳术、搏击术、兵器； • 对其他门派武术有深入认识，集众派之长为己用，随心所欲	• 具有极高的慈悲与智慧； • 忆持不忘，念念分明，一心行舍； • 感染他人，使其离苦得乐，一心向善	• 从事"畅气通络"手法10年以上； • 动作行云流水，天衣无缝； • 施术力度轻柔连绵不绝，极具渗透力； • 治疗特定病种及适应病症有极佳疗效，并能治愈某些疑难杂症

注：①等级的授予，须由广东省郭氏医学保健研究所、"佛手"团队集体审核通过。②标准条例解释权属广东省郭氏医学保健研究所。

四、峨嵋"畅气通络"传承和发展

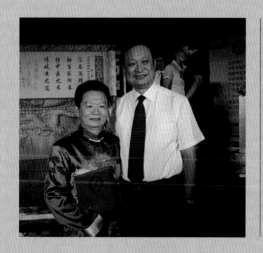

2010年9月,时任国家卫生部副部长、国家中医药管理局党组书记、局长王国强,在"第二届杏林寻宝全国中医药特色技术演示会"与郭程湘老师亲切合影。郭程湘老师在本次大会上展示的峨嵋"畅气通络"手法被列为国家中医特色诊疗技术。

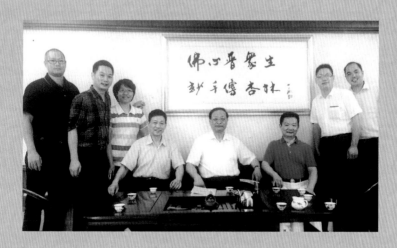

2015年9月,时任国家卫生和计划生育委员会副主任、国家中医药管理局党组书记、局长王国强(左5),广东省中医院名誉院长吕玉波(左4)莅临广东省郭氏医学保健研究所指导工作,并与研究所部分骨干成员合影。

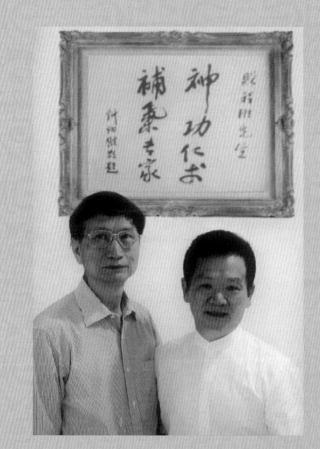

广东省原省委常委，原常务副省长
钟阳胜（左）为郭程湘先生题词：
神功仁术，补气专家。

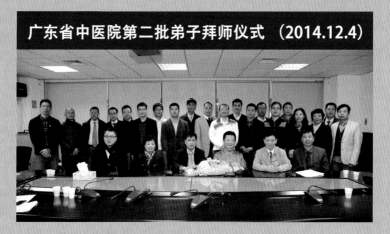

广东省中医院第一批弟子拜师仪式 （2009.12.19）

广东省中医院第二批弟子拜师仪式 （2014.12.4）

广东省中医院拜师弟子：曹学伟、陈平、陈茂水、陈璇如、池晓玲、邓宏、邓特伟、刁鸿辉、范京强、何羿婷、奎瑜、黎小斌、凌耀权、吕燃、雷丽芳、卢颂华、王泽、吴绍汉、吴树旭、肖春生、杨仁轩、杨伟毅、杨志敏、郑德采、张迪晖、曾祥毅、张曈。（按姓氏拼音排序，不分先后）

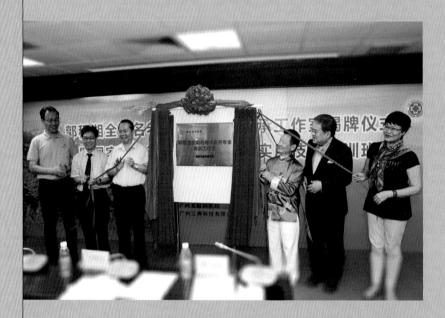

2017年7月22日，郭程湘全国名老中医药专家传承工作室揭牌仪式在广东省中医院举行。

全国政协常委、香港医院管理局前主席胡定旭先生（右2），广东省卫健委副主任、省中医药局局长徐庆锋（左3）；广东省中医院副院长杨志敏（右1）、张忠德（左2）；广州互联网医院董事林明忠先生（左1）与工作室指导老师郭程湘（右3）共同揭牌。

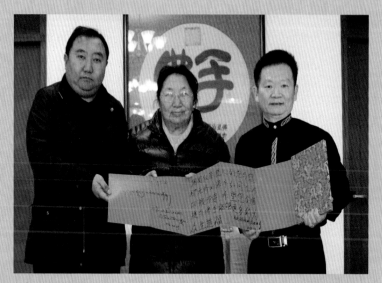

西藏自治区人大副主任全国政协常委桑顶女活佛（中）为郭程湘亲笔题词："拥有似菩提心的你，与你那无价的佛手，如同仁布切般珍贵，希望你的菩提与佛手，能够更多为众生造福。阿弥陀佛。"

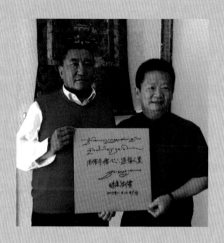

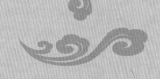

西藏自治区政协副主席、西藏佛教协会会长、全国政协常委珠康大活佛（左）亲笔为郭程湘题词："用佛手、佛心，造福人类。

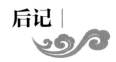

在本书即将与读者见面之际，"佛手"郭程湘先生终于了却一桩心愿，那就是将数十年习武研医、总结的峨嵋"畅气通络"特色疗法奉献给广大民众及医界同仁，旨在培养出"千佛手、万佛手"，弘扬中华武医之道，把健康带给更多的人。

当今社会，人们的生活水平日益提高。但随着生活节奏的加快和社会竞争的加剧，仍有很多人饱受颈肩腰腿痛、头痛失眠、各种亚健康或慢性病带来的痛楚，他们奔走在求医路上的无助感，着实让人揪心。

"上医不治已病治未病"。作为中华武医之道的先行者，先生自幼学习峨嵋派武术，同时精研中医经络，将武术与传统医学融会贯通，独创峨嵋"畅气通络"疗法。该疗法倡导"武医结合，治病养生"，通过畅通全身经络气血，从根本上治病防病；手法上讲究"柔和透达"，轻而不浮、重而不痛，让受施者在舒适畅快中感受佛心佛手的疗效，却病通达康健。其通过物理保健，避免了对药物的使用和依赖，有效减少药物的负面作用，提高养生治病的安全性。

"先生悬壶济世医苍生，妙手回春解疾痛"。也许是有感于患者求医之艰，先生行医足迹遍布祖国大江南北并远至欧洲，"畅气通络"疗法经大量临床验证，安全有效、独特神奇，受到患者称赞。

"感恩党，感恩祖国，感恩生命中相遇相知的每个人"，"一心为人，实无所得"是先生不变的初心，体现了他广阔的胸襟和境界。"宝剑锋从磨砺出，梅花香自苦寒来"是先生的座右铭，数十年如一日的勤学、勤思、勤练，塑造了他正直善良、刚毅勤奋、谦逊感恩的优秀品质，他不断吸收中华武、医、禅、道之精华，乃独创峨嵋"畅气通络"特色疗法。

为了将峨嵋"畅气通络"疗法发扬光大，惠及更多民众，先生怀揣着仁爱大义，花了很多业余时间和精力，亲自牵头编著并审定《峨嵋畅气通络精要》，这不仅让更多患者从中受益，更重要的是要推广传承中国传统疗法，让有意学习这种疗法的专业人士求学有路。

笔者有幸与郭程湘先生促膝谈心，先生特别指出："中华优秀的武医文化需要发扬光大，特色疗法需要抓紧传承。《峨嵋畅气通络精要》的面世，要感恩我的师长，感恩各界有缘的善友，是他们给我带来不竭前行的动力。特别感谢广东省中医院举办全国杏林寻宝活动，让我这个民间中医有机会为更多患者服务奉献，使峨嵋'畅气通络'特色疗法得以传承发扬。从2009年开始，我在广东省中医院传承带徒的十年里，团队弟子们兢兢业业，勤奋钻研，反复总结提炼'畅气通络'特色疗法的学术思想、理论体系和临床经验，为本书的编写做出了重要贡献，在此特别感谢他们的辛勤付

后记

出。"

"悬壶济世无疆，妙手仁心永恒"。郭程湘先生及其团队编写《峨嵋畅气通络精要》，于他而言就是传播医者仁心最好的载体。从独创峨嵋"畅气通络"疗法发展至传道授业，他仍时常提醒自己内心的初衷：彰显"武医结合，治病养生"的健康理念以及传承中医特色诊疗技术。这体现郭程湘先生无论在做人做事皆神形相伴、仁爱于心、和谐于人的大爱风范，更在一定程度上，展现这位中医导师勇于担当传播中国传统文化历史责任的光辉形象。

本书大道至简、图文并茂，文字通俗易懂。字里行间都能感受得到郭程湘先生对传统医学的热爱和中医特色诊疗科普工作的执着与坚守，以及所做出的不懈努力和无私奉献。

本书原汁原味总结了峨嵋"畅气通络"的精髓，这是他从医多年来治病养生的一个缩影，管中窥豹，时见一斑。由于条件有限，更详细的图文记载不能在书中展现，但先生真正的目的，应该还是想把自己对传统医学及"畅气通络"疗法的领悟科学地提炼出来，成为对后人有所帮助、有珍藏价值的医学资料，并与医界同仁交流学习、共同进步，共同为传承中华武医文化，为大健康事业尽绵薄之力。

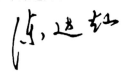

广东省中医院院长　陈达灿

2019年8月